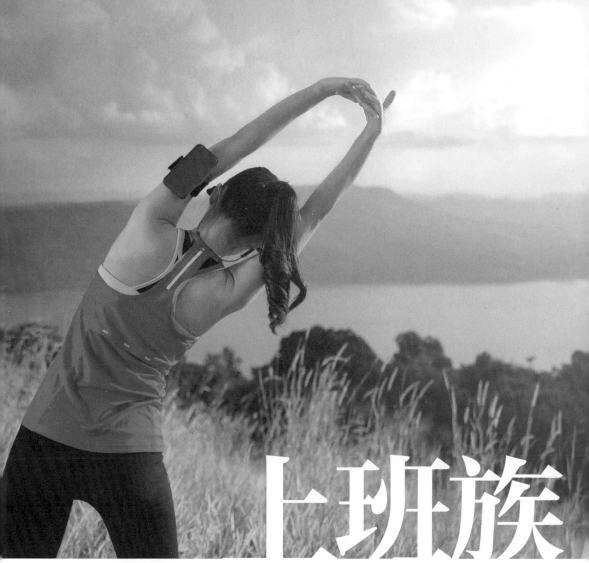

上班族
脊椎养护全书

李祥文 / 主编

U0363391

江苏凤凰科学技术出版社

图书在版编目（CIP）数据

上班族脊椎养护全书 / 李祥文主编 . -- 南京：江苏凤凰科学技术出版社 , 2017.1

ISBN 978-7-5537-6787-1

Ⅰ . ①上… Ⅱ . ①李… Ⅲ . ①脊柱病 – 防治 Ⅳ . ① R681.5

中国版本图书馆 CIP 数据核字 (2016) 第 158462 号

上班族脊椎养护全书

主　　　编	李祥文
责 任 编 辑	樊　明　倪 、 敏
责 任 校 对	郝慧华
责 任 监 制	曹叶平　方　晨

出 版 发 行	凤凰出版传媒股份有限公司 江苏凤凰科学技术出版社
出版社地址	南京市湖南路 1 号 A 楼，邮编：210009
出版社网址	http://www.pspress.cn
经　　　销	凤凰出版传媒股份有限公司
印　　　刷	深圳市彩之美实业有限公司

开　　　本	718 mm×1000 mm　1/16
印　　　张	13
字　　　数	130 000
版　　　次	2017 年 1 月第 1 版
印　　　次	2017 年 1 月第 1 次印刷

标 准 书 号	ISBN 978-7-5537-6787-1
定　　　价	39.80 元

图书如有印装质量问题，可随时向我社出版科调换。

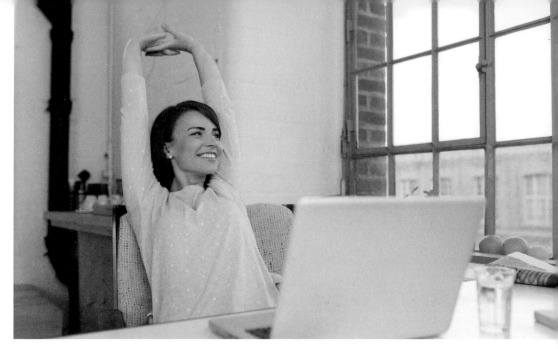

前言 PREFACE

　　如今，随着人们生活方式的改变、工作压力的增大，脊椎病逐渐呈增多和年轻化的趋势。调查研究发现，脊椎病的发病率占成人的60%～80%，要远远高于高血压、心脏病、糖尿病等常见疾病的发病率。上班族更是脊椎病的高危人群，这与上班族久坐不动、姿势不当、活动空间狭小，以及不健康的生活、工作习惯等有关。

　　脊椎病虽是一种典型的现代病及上班族的高发病，但人们对其认识还很不足。许多上班族常常对颈部、肩膀、腰背等部位的疼痛不以为意，以为休息一下就能改善，其实在这些疼痛的背后，往往隐藏着颈椎病、强直性脊柱炎、腰椎间盘突出、骨质疏松等疾病信号。那么，日常生活中有哪些小信号提醒我们要警惕脊椎病呢？

　　颈椎　头痛、眩晕、呃逆、耳聋、耳鸣、眼干、手麻、心慌等。

　　胸椎　食欲不振、消化不良、呼吸不畅、心悸气短、背部疼痛等。

　　腰椎　腰酸腿麻、腹泻便秘、月经不调、坐骨神经痛等。

　　骨盆　身材走样、坐骨神经痛等。

　　如果身体是房，那么脊椎就是顶梁柱。脊椎一旦不健康，除了会引起上述不适症状外，还会对上班族的健康造成方方面面的影响。

脊椎不正，体态不佳

　　脊椎位于人体背部的正中央，支撑着人体上半身的形态，如果脊椎不正，直接就会影响人的体态，从而出现胸部下垂、小腹突出、驼背、塌腰、身体两侧不对称等。体态是一个人精神面貌的直观反应，通过保养脊椎，能使你的形体更加优美。

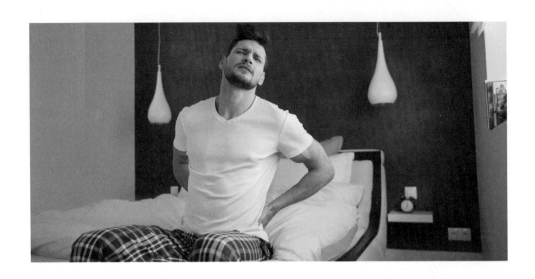

脊椎不正，心情烦躁

脊椎正，人体的血液循环运行通畅，人也会感觉精神抖擞、神清气爽。如果脊椎变形或病变，肩背疼痛会扰得人心烦意乱。

脊椎不正，工作慢半拍

颈椎病会使你头晕、头疼，腰背疼痛容易使你分心，坐骨疼痛让你"坐立难安"，这些疼痛会影响你的工作状态。此外，这些疼痛还会直接影响你的睡眠质量，导致第二天的工作效率下降。

脊椎不正，百病丛生

脊椎能容纳并保护脊髓，保证信号正常的传导过程，如果脊椎受损，压迫脊髓，就会影响相应脏器的功能，一大批健康问题（如高血压、免疫功能失调、心脏病、肾功能下降、妇科病、性功能障碍）便会接踵而来。

为了帮助上班族养护脊椎、远离脊椎病困扰，我们特意编写了这本《上班族脊椎养护全书》。全书开篇从上到下介绍了脊椎的生理结构，讲述脊椎不好给身体带来的烦恼，指出哪些上班族是脊椎病的高危人群。接着，书中从正确姿势、改掉坏习惯、饮食养护、科学运动等方面讲述了养护脊椎切实可行的措施。书中还有针对性地为容易患脊椎病的上班族，提供了具体的脊椎养护方案；针对几大常见脊椎病，指出了防治及护理的具体措施。

在编写本书的过程中，我们查阅了大量资料、访问了众多专家学者，旨在尽力避开晦涩深奥的专业知识，尽可能多地提供切实可行的具体措施，使本书更注重知识性、实用性和指导性。此外，书中还配有众多精美图片，让读者在轻松阅读的同时，收获更多脊椎养护的健康知识。

PART 01 养护脊椎 必知的常识

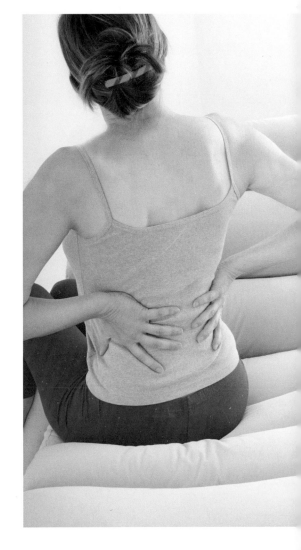

PART 02 养护脊椎 是一个系统工程

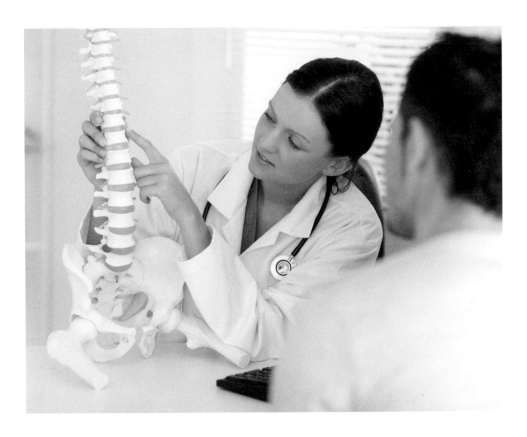

PART 03 养护脊椎，姿势正确很重要

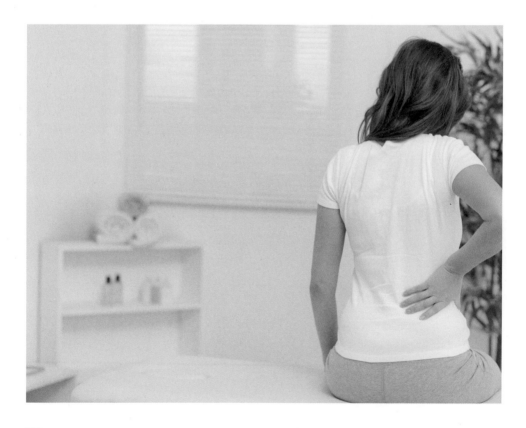

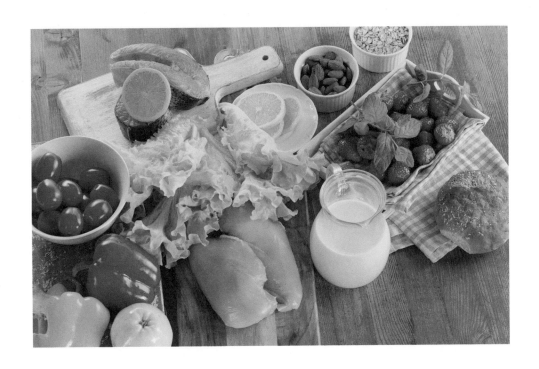

PART 04 养护脊椎，补益食物不可少

PART 05 养护脊椎，
科学运动要常做

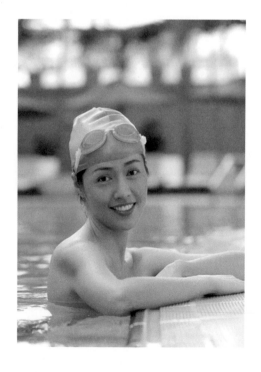

PART 06 不同上班族
养护脊椎方案

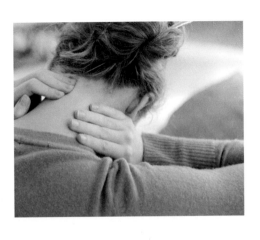

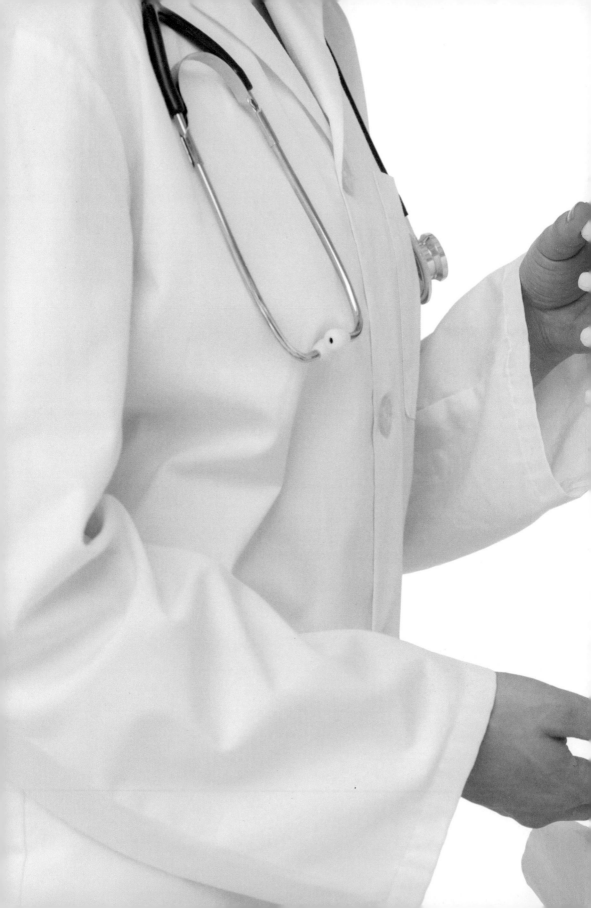

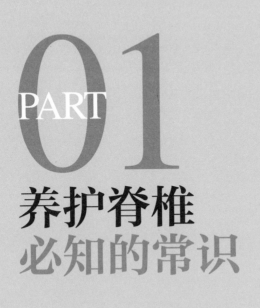

PART 01

养护脊椎
必知的常识

脊椎不是一根简单的骨头，人从爬行到直立行走，脊椎功不可没。脊椎就像身体的顶梁柱，任劳任怨地支撑着我们的身体，一旦这根顶梁柱出了问题，身体就会变得脆弱不堪。那么，脊椎中藏着哪些秘密，脊椎不好又会带来哪些烦恼呢？

身体是房，脊椎就是顶梁柱

从上到下看脊椎的结构

脊椎，俗称脊梁骨，是位于后背正中央的柱状骨头。脊椎由颈椎、胸椎、腰椎、骶椎、尾椎五部分共26块脊椎骨组成，每个脊椎骨都有一个椎体和椎弓，椎弓位于椎体后方，与椎体一起围成椎孔，而椎孔连接成为保护脊髓的脊椎管。脊椎骨借助椎间盘、韧带和关节连接而成，共同撑起人的上半身，使人能够直立行走。

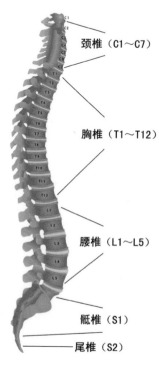

脊椎侧面

颈椎（C1～C7）

胸椎（T1～T12）

腰椎（L1～L5）

骶椎（S1）

尾椎（S2）

颈椎

颈椎位于头部以下、胸椎以上的部位，处于脊椎的最上方，由7块骨头组成。为了更好地区别它们，我们把位于枕骨下方的第1块脊椎骨称为第1颈椎，代号为C1（又叫做寰椎），以此类推，剩下的6块椎骨分别为C2、C3、C4、C5、C6、C7，其中第2颈椎又称枢椎。各个颈椎骨之间都有一个椎间盘，颈椎共有6个椎间盘。

颈椎负责将大脑发出的指令传达到全身各处，还要将身体发出的各种信息传回大脑，是神经通过的重要关卡。颈椎是脊椎椎骨中体积最小、灵活性最大、活动频率最高、稳定性较差的节段，如果平时不注意保护颈椎，长时间久坐，比如上网、看书、看电视等，颈椎就容易出毛病。

胸椎

胸椎位于颈椎和腰椎之间、胸腔之后，由12块椎骨构成，形成脊椎的中间部分。第7颈椎下面的第1块椎骨叫做第1胸椎，代号为T1，以此类推，剩下的11块椎骨分别叫做T2、T3、T4、T5、T6、T7、T8、T9、T10、T11、T12。

胸椎位于脊椎的中间，上有颈椎，下有腰椎，稳定性强，承担着承上启下的重任，具有承受重力、缓解冲力、支持脊神经及血管等生理作用，关系着心、肝、胆、脾、肺、肾、胃等器官的健康与正常运转，从这个意义上来说，保护胸椎就是保护健康。

腰椎

"腰者，要也"，一语道出了腰椎的重要性。腰椎位于胸椎下方，由5块椎骨构成，和颈椎、胸椎一样，我们也需要给每一块腰椎进行命名，依次为第1腰椎（L1）、第2腰椎（L2）、第3腰椎（L3）、第4腰椎（L4）、第5腰椎（L5）。腰椎的横断面呈肾形，椎孔呈三角形，是脊椎中最粗壮的椎体，弯腰、侧弯、后仰、旋转身体等动作都需要腰椎的参与才能完成。

骶椎

骶椎位于腰椎下方，上与第5腰椎相连，下与尾骨相连。骶椎只有一块椎骨，代号为S1，属于名副其实的"光杆司令"。可别小看骶椎，虽然只有一块椎骨，它却起着船舵的作用，骶椎与髋骨组成骨盆，直接影响着脊椎的稳定性。骶椎如果出现倾斜会诱发脊椎侧弯，导致一系列脊椎疾病。

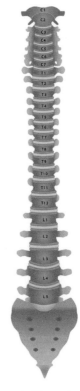

脊椎正面

尾椎

人类进化后尾巴消失了，尾椎作为"尾巴"残留的部分，位于骶椎的下方，由3～5个退化椎骨结合而成，幼儿和成人不等，构成脊椎的尾端，是人体的基座，代号为S2。由于部分臀大肌附着在尾椎上，因此尾椎病患者会时而感觉臀部不适。

脊髓，神奇的信息通道

我们的一言一行，必须要经过神经传导的过程才能完成，神经系统在人体的生命活动中起着非常重要的调节作用。神经系统由中枢神经系统和周围神经系统组成。中枢神经系统包括大脑和脊髓，分别位于颅腔和椎管内，两者在结构和功能上紧密联系。周围神经系统包括12对脑神经和31对脊神经，分布于全身，将大脑和脊髓与全身其他器官联系起来。

脊髓，大脑与周围神经的通道

　　脊髓是中枢神经系统的重要组成部分，位于椎骨的椎管内，呈粗细不一的长圆柱状，全长41~45厘米，质地柔软，与脊椎的弯曲一致。脊髓的顶端与颅内的延髓相连，末端则因个体发育而有所不同。一般来说，成年人的脊髓末端位于第1腰椎下缘或第2腰椎上部，新生儿的脊髓末端则与第3腰椎齐平。不要小看这不足半米的圆管，它的生理作用十分强大。

　　脊髓是周围神经与大脑之间的通路，也是许多简单反射活动的低级中枢，来自四肢和躯干的刺激需要通过脊髓才能传递给大脑，大脑的指令也需要通过脊髓才能输送给身体其他部位。如果脊髓受损，相当于信息中转站被破坏，身体的刺激无法传递给大脑，大脑的指令无法输送给身体，就会导致感觉缺失或改变、运动无力或丧失，严重的脊髓损伤甚至可引起下肢瘫痪、大小便失禁等后果。

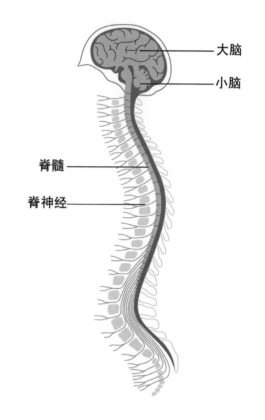

大脑

小脑

脊髓

脊神经

脊神经，通往脏器的神经

　　脊髓向两旁发出许多成对的神经，这些神经分布到全身皮肤、肌肉和内脏等器官，被称为脊神经，脊神经和脑神经共同组成人体的外周神经系统。人体共有31对脊神经，包括8对颈神经、12对胸神经、5对腰神经、5对骶神经和1对尾神经，它们联系着人体的五官、心、肺、血管、颈、肩、肘、手、大肠、小肠、生殖系统、排泄系统等器官和部位，是大脑传递信息的枢纽。

　　可见，脊髓和脊神经对人体的生命活动起着非常重要的传导和调节的作用，如果脊髓或脊神经受伤，人体信息的传导过程被中断，那么很可能引发感觉缺失、运动失调等障碍。

椎管，保护脊髓的屏障

脊髓位于椎管内，质地柔软，如果没有椎管的保护，外力很容易损伤脊髓。脊椎管是由全部椎骨的锥孔共同串成了一条骨纤维性管道，这条管道称为椎管，椎管里面包容了脊髓、脊髓被膜、脊神经根、血管及少量结缔组织。椎管腔横切面观察，各段椎管的形态和大小不完全相同。椎管是一骨纤维性管道，其前壁由椎体后面、椎间盘后缘和后纵韧带构成，后壁为椎弓板、黄韧带和关节突关节，两侧壁为椎弓根和椎间孔。其中构成椎管壁的任何一结构发生改变，导致椎管腔变形或狭窄，都可能压迫脊髓，影响脊髓功能，使身体出现不适症状。

椎管是保护脊髓的天然屏障，如果椎管受损，那么脊髓也很容易受到牵连。临床上，最常见的椎管受损就是椎管狭窄，它可能发生在颈椎、胸椎和腰椎，发生后影响人体的神经传导过程，给人的生活带来很大的不便。所以，日常生活中我们除了要保护脊髓外，还应保护好椎管。

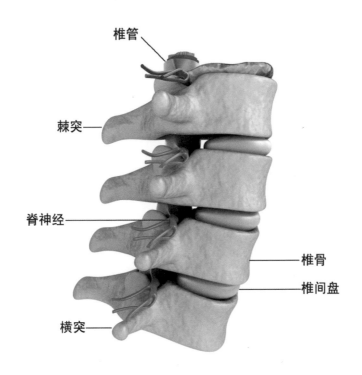

椎管

棘突

脊神经

椎骨

椎间盘

横突

椎间盘，人体的减震器

人在行走和活动的过程中，会带动脊椎的活动，这对于脊椎骨而言是不小的震荡，就像汽车开到颠簸的路上，那么为什么人体常常感觉不到脊椎骨的震荡呢？这是由于在两个脊椎骨之间存在一种软体组织——椎间盘，它富有弹性，是人体的减震器，能缓解脊椎骨间的震动幅度，使脊椎灵活地转动，保持脊椎的稳定。如果两个脊椎骨之间没有椎间盘，骨头之间就会相互挤压、摩擦从而产生疼痛感，并且人体的许多动作也无法完成。

人体的脊椎上共有23个椎间盘，除了寰椎和枢椎之间、骶椎和尾椎之间没有椎间盘，其他椎骨之间都有一个椎间盘，厚度约为椎体的1/4，其中腰部的椎间盘最厚，约为9毫米。每个椎间盘从内到外分别由纤维环、上下软骨板和髓核组成。

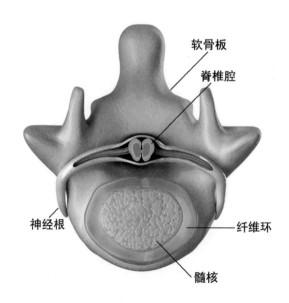

软骨板

脊椎腔

神经根

纤维环

髓核

髓核

髓核是能够流动的黏弹物质，里面80%是水分，其余是胶原纤维和酸性黏多糖。髓核具有弹性的特点，能随外界压力的变化而改变其位置和形状，可应对外界的冲击力，并通过自身的移动来调节脊椎间关节的运动。

软骨板

软骨板覆盖于椎体上下面骺环中间的骨面。成人髓核的代谢水平在一定程度上取决于软骨板的通透性。软骨板与纤维环一起将胶状髓核密封。

纤维环

纤维环是一个坚韧的密封圈环，能紧紧地包住里面的物质，具有较强的刚性和黏弹性，能帮助脊椎的扭转活动，又会在一定程度上限制扭转运动，还能缓冲震荡，从而增强椎间盘的负载能力，又能很好地保护软骨板和髓核。

椎间关节，脊椎活动的枢纽

我们平时的抬头、低头、转身、弯腰、行走等动作都必须有脊椎的参与，那么长长的脊椎又是如何活动的呢？

其实，这都得益于脊椎中的椎间关节，它是由相邻的上位椎骨的下关节突和下位椎骨的上关节突的关节面构成。椎间关节是平面关节，可做微小的运动。在颈部，运动比较灵活，能完成前屈、后伸、侧屈和旋转运动；在胸部，可做一些少许的屈伸和旋转动作；腰椎的活动比较受限，可进行屈伸、侧屈，旋转的幅度较小。椎间关节的运动和椎间盘的活动互相配合、互相制约，共同保证了脊柱的稳定和灵活。

另外，椎间关节和椎体一样，具有承载功能。如果脊椎经常处于高负荷的运动状态，则很容易导致椎间关节错位，这不仅会破坏脊椎平衡，严重的还可能会刺伤脊神经，影响人体正常的生理活动。

脊椎韧带，加强脊椎的稳固性

脊椎上的韧带也是非常重要的一部分，韧带是富有坚韧性的纤维带，可加强骨与关节之间的稳固性，主要包括前纵韧带、后纵韧带、黄韧带、棘上韧带。

前纵韧带 位于椎体的前面，上起枕骨，下至骶骨，与椎体和椎间盘边线紧密相连。前纵韧带可限制脊椎的过度后伸运动，能在一定程度上防止椎间盘向前脱出。

后纵韧带 位于椎管前臂，上起C2，止于骶骨。它可连接椎体间，并防止脊椎过度前屈，椎间盘向后脱出。

黄韧带 位于两个椎板间，能参与围成椎管的后壁和后外侧壁，弹性较大，有较强的伸缩性，可保护椎管。

棘上韧带 是架在各椎骨棘突尖上的索状纤维软骨组织，起于第7颈椎棘突，止于骶中嵴。可与其他韧带一起限制脊椎的过度前屈，在颈部较为发达。

脊椎不好，身体多烦恼

高度警惕脊椎病来袭

现在许多上班族都比较关注"三高"和肥胖症。其实，脊椎病的发生率也很高，但人们往往认为脊椎病并不会给身体带来什么大碍，于是常常忽视脊椎的保养。事实上，目前一些高发疾病与脊椎有着密切关系。

一般来说，脊椎病会引起头痛、肩痛、背痛、腰痛、四肢麻木、眩晕等症状。脊椎病还会引起内脏功能紊乱，包括胃溃疡、心律不齐等。医学家研究发现，近80%的脊椎病人都是脊椎关节错位引起的，而脊椎关节错位会造成椎间孔变小，从而压迫或刺激穿过孔内支配内脏的交感神经，造成交感神经功能低下、副交感神经相对兴奋，由此引发的疾病可涉及人体神经系统、呼吸系统、消化系统、泌尿系统、内分泌系统等。

从2005年起，世界卫生组织就将脊椎病列为全球最易忽视的十大卫生问题之一。据不完全统计，美国每年被脊椎病缠身的病人约540万，而在我国，约80%的人都出现了不同程度的肩颈痛和颈椎痛。

60岁以上的老年人有97%患有不同程度的脊椎病；

40岁以上的成年人有40%有各种脊椎病的症状；

而近年来，儿童脊柱侧弯的发病率高达25%，并逐渐呈低龄化的趋势。

由于社会普遍缺乏对脊椎的认识和保护意识，来医院就诊的人群只是很少的一部分，所以脊椎病的发病率远远高于调查统计的数字。另外，很多人被确诊为颈椎病、脊柱侧弯、腰椎间盘突出时，常常非常吃惊，脊椎病如何悄悄入侵的呢？其实，日常生活中，一些不当的姿势和习惯，就是引发上班族脊椎病的主要原因。

因此，我们在日常生活中，应高度警惕脊椎病来袭，注意防范脊椎病的发生。

脊椎不好，脏腑受牵连

脊椎是人体非常重要的支柱，它不仅从外形上支撑着人体的上半身，使人可以直立行走，而且脊椎中的脊椎神经是神经系统的中枢，它上通大脑、下接身体各部分活动，能将大脑发出的信息，传递到五脏六腑和四肢。

如果把人体比作一棵大树，那么脊椎就是非常重要的"树干"，人体的五脏六腑就是

"树枝"，"树干"可以把营养和能量传递到各个"树枝"，保证各个"树枝"正常生长。如果"树干"出现损伤或歪曲，那么相应的枝杈必然会受到影响，所以当脊椎或脊髓神经发生障碍时，就会影响五脏六腑的功能。临床上很多内科疾病，如胃痛、胃胀、咳嗽、哮喘、心慌、心悸、腹泻等，有时并不是脏器本身的问题，而是与脊椎有关。

中医学也认为，五脏与脊椎的关系十分密切。体内的脏腑通过膀胱经的背部俞穴受督脉支配，如肺俞穴、心俞穴、脾俞穴、肾俞穴等，这些穴位就位于脊椎两侧，脊椎结构、功能正常，能使脊椎两旁的背俞穴气血充盈，保证五脏六腑气血运行通畅，从而维持五脏六腑健康和功效良好发挥。如果脊椎不好，出现变形或病变，就会相应地影响背俞穴，进而会影响五脏的气血供应。

从另一方面来讲，人体五脏如果出现病变，也会通过背俞穴反映出来。人会感觉相应部位的脊椎出现疼痛，通过按压、调整脊椎附近的背俞穴，能缓解疼痛感，调养五脏。所以，了解背俞穴与脊椎的对应关系，可通过调整脊椎来调养五脏。

背俞穴、脏腑与脊椎的对应关系

背俞穴	六脏	位置	背俞穴	六腑	位置
肺俞	肺	第3胸椎旁开1.5寸	大肠俞	大肠	第4腰椎旁开1.5寸
厥阴俞	心包	第4胸椎旁开1.5寸	三焦俞	三焦	第1腰椎旁开1.5寸
心俞	心	第5胸椎旁开1.5寸	小肠俞	小肠	第1骶椎旁开1.5寸
肝俞	肝	第9胸椎旁开1.5寸	胆俞	胆	第10胸椎旁开1.5寸
脾俞	脾	第11胸椎旁开1.5寸	胃俞	胃	第12胸椎旁开1.5寸
肾俞	肾	第2腰椎旁开1.5寸	膀胱俞	膀胱	第2骶椎旁开1.5寸

脊椎病，从出生就开始潜伏

上班族及中老年人是脊椎病的高发人群，但这并不意味着脊椎病就是在某个年龄段（如中老年）患上的。脊椎病不是一天产生的，大多数脊椎病都是长期积累造成的。事实上，在人的一生中，脊椎的损伤极易发生在出生和幼儿阶段，所以很多脊椎病从出生开始就潜伏了下来。

每个人的出生都需要经过一道关卡，那就是分娩过程。人们原来一直认为分娩是对母亲的一个考验，近来年一些医学专家提出，分娩过程也是对宝宝的一个心理考验，宝宝从温暖的子宫来到这个世界，他出生过程的感受会影响他日后的心理成长。其实，出生的过程对宝宝是一个巨大的身体磨练，宝宝不仅要立即学会用肺呼吸，而且分娩的过程很容易伤害到宝宝脆弱的脊椎。

　　自然分娩时，大多数婴儿往往是头部先出来，接生的医生会拖住婴儿的头部，随着产妇的用力，而不断地旋转、拖动婴儿，稍微用力不当，就容易造成损伤。如果是婴儿的腿部或臀部先出来，不仅容易损伤婴儿的脊椎，还会加重产妇分娩的困难，增加婴儿的风险。而剖宫产时，接生的医生不能非常准确地判断胎儿的位置，抓的位置不当、用力不均或用力过猛，都可能损伤婴儿的脊椎，从而给脊椎的健康埋下隐患。

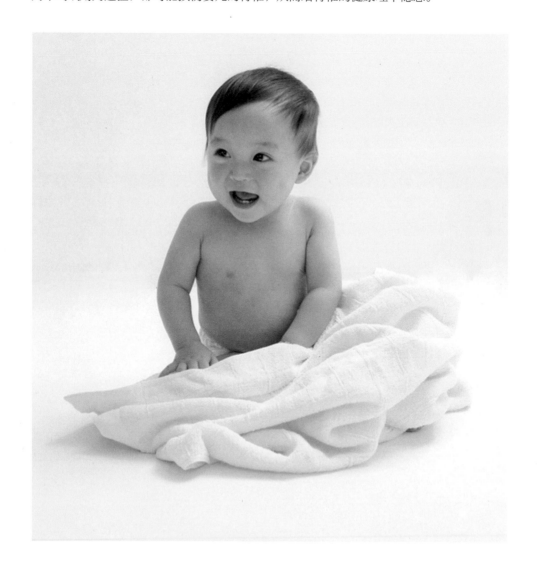

那么，我们如何避免宝宝出生时受到伤害呢？这不仅需要医生有丰富的接生经验，还需要产妇拥有良好的身心状态，保证胎儿胎位、体型等情况正常。然而，我们仍然无法排除偶然因素的影响。所以，日后脊椎的养护对出生时造成的脊椎受损，起着非常重要的修复作用。

除了出生时会造成脊椎损伤外，在幼儿阶段不正确的养护方法，也可能会给脊椎带来伤害。宝宝1岁以前，是脊椎发育最为快速的时期，而新生儿脊椎非常柔软，不正确的拖、抱等方式，容易损伤宝宝的脊椎。所以，在幼儿阶段，要特别注意养护宝宝的脊椎。宜注意以下几点：

双侧哺乳

有的母亲习惯给宝宝单侧哺乳，或宝宝睡着后还抱着，宝宝长时间处于一个姿势，会影响宝宝脊椎正常的发育过程。最佳的哺乳方式是，两侧乳房轮换哺喂。如果上次先喂的右侧乳房，后改为左侧乳房，那么下次哺乳时先让宝宝吸空左侧乳房后，再吸右侧乳房，这样能保证宝宝的脊椎受力处于一个动态平衡的过程。

转换抱姿

宝宝与母亲之间存在着某种连接，宝宝会本能地寻找母亲的脸庞和气味，所以当母亲把宝宝抱在怀里时，宝宝会将头、眼睛都朝向母亲，长时间一个抱姿，不仅会影响宝宝的脊椎的发育，也会影响宝宝脸部和眼睛的对称。所以，母亲不宜长时间抱宝宝，哄宝宝睡觉时，也最好改变个人习惯，每次左右臂轮换抱宝宝。

正确睡姿

新生儿的颈部平直，如果给宝宝枕枕头会对颈椎造成压迫，给脊椎的健康造成危害。正确的做法是在宝宝睡着后，在宝宝头部垫一块毛巾，或选择专用的婴儿枕。

鼓励爬行

很多父母都希望宝宝能尽快学会走路，在宝宝爬行的时候教宝宝走路。其实，爬行对宝宝的身心发展非常有益，爬行可以锻炼全身的协调能力，有利于宝宝脊椎的发育。

亚健康，大多源于脊椎不佳

提起亚健康，我们并不陌生，相信许多人都曾出现过头晕头痛、失眠多梦、疲劳乏力等亚健康状况。大多数人虽然检查后没有发现病变，但总感觉身体有隐隐的不适感或身体的机能低下，这就是身体向你发出的亚健康信号。

亚健康有何表现

头晕头痛、胸闷心悸、失眠多梦、疲乏无力、肌肉酸痛、眼干耳鸣、脘腹不适、便溏便秘、怕冷怕热、容易感冒、性功能减退、记忆力下降、注意力不集中、情绪低落等。

从脊椎看亚健康

亚健康主要由于人体组织供血或供氧量不足、人体的生理机能减退、淋巴免疫系统失衡、脊髓神经反应能力减低等因素引起体内血液循环不畅和代谢功能障碍。

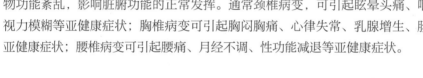

研究发现，上述的亚健康症状80%根源在于脊椎，脊椎退变、关节错位等会导致脊椎失衡，气血运行受阻、压迫神经，容易引起生物功能紊乱，影响脏腑功能的正常发挥。通常颈椎病变，可引起眩晕头痛、咽喉肿痛、视力模糊等亚健康症状；胸椎病变可引起胸闷胸痛、心律失常、乳腺增生、肠胃不适等亚健康症状；腰椎病变可引起腰痛、月经不调、性功能减退等亚健康症状。

猝死，脊椎病最大的隐患

猝死指的是自然发生、出乎意料的突然死亡，一般在发病后1小时内发生，发病时会出现心律不齐、心跳过速等症状。

猝死，不一定是心脏问题

引起猝死的原因，除了心脏本身的器质性病变外，脊椎结构异常也是重要因素之一。我们已经知道，脊椎分布着很多神经，这些神经控制着人体几乎所有活动，包括各器官系统的功能。支配心脏活动的神经总共有两种：一种是来自颈椎和胸椎的脊神经——交感神经，可以提高心肌细胞的兴奋性；另一种是来自脑干的迷走神经，可以抑制心肌细胞的兴奋性，这两种神经相互制约，使心律处于正常状态。

但如果脊椎变形或受损，导致脊神经受到压迫和刺激，则必然会影响神经的正常活动。所以，一旦控制心脏的脊神经受到刺激，就会导致心率加快，当心跳达到350/分钟时，就会影响各器官供血，如果不能及时抢救，就会引发猝死。

猝死虽然听起来像是天方夜谭，但猝死发病急促，几分钟可能就会结束生命。其实，猝死并非没有一点儿征兆可寻，脊椎变形压迫到脊神经是一个不断积累的过程，在这个过程中，身体会给我们发出一些信号。

☆ 当身体劳累或情绪紧张时，身体可能会突然出现左胸处或胸椎骨疼痛，严重时疼痛会放射至手臂、肩膀和颈部，并伴有出汗现象。

☆ 进行上楼、爬山等心肌消耗量较大的活动时，不久就会感觉头晕、心跳加速、呼吸不畅、心悸气短等。

☆ 晚上睡觉时，容易突然惊醒或出现心脏不适感，坐起来后症状减轻；枕头过低时，常有憋气的感觉，枕较高的枕头才感觉舒服。另外，吃得过饱时，也会出现胸口疼痛、心悸气短等症状。

当发现自己经常出现上述症状时，就要警惕猝死的发生，最好先去检查一下心脏，如果没有问题的话，再去查一下脊椎是否存在异常。

脊椎受损，百病丛生

养好脊椎，脊椎是我们的健康之本；脊椎受损，它会成为百病之源。这种说法绝非夸张。研究表明，脊椎不健康可引起人体近百种疾病，如头痛、眩晕、肩痛、背痛、腰痛、腿痛、四肢麻木等不适皆可由脊椎受损引起；而那些看似跟脊椎毫不相干的疾病其实跟脊椎病也有着千丝万缕的联系，如高血压、心律不齐、胃溃疡、更年期综合征等。下面我们就通过表格来看看不同节段的脊椎病可能诱发哪些疾病。

不同节段脊椎受损易引起的症状及疾病

脊椎	位置	涉及器官和组织	可能引起的症状及疾病
颈椎	第1颈椎（C1）	头部血管、脑垂体、头面、内耳、交感神经系统	头痛、头晕、失眠、健忘、嗜睡、疲劳、近视、视力模糊、神经痛、高血压、脑震荡等
	第2颈椎（C2）	眼睛、眼神经、耳神经、鼻神经、额、乳突	耳鸣、耳旁耳后痛、眼睛疼痛干涩、近视、鼻炎、偏头痛、面瘫等
	第3颈椎（C3）	头、外耳、面骨、牙、三叉神经	痤疮、湿疹、颈痛、三叉神经痛、咽喉异物感、听觉异常、心房颤动等
	第4颈椎（C4）	鼻、唇、口、耳、咽管	头晕、偏头痛、中耳炎、耳聋、鼻炎、口腔溃疡、胸闷、呃逆、牙痛、吞咽不适等

	第5颈椎 （C5）	声带、咽喉、颈部腺体	肩部上臂疼痛、视力下降、记忆力下降、脑供血不足、声音嘶哑、咽喉炎、心律失常等
	第6颈椎 （C6）	颈部肌肉、肩部、扁桃体	颈部僵硬疼痛、上肢麻木疼痛、肩关节痛、落枕、气管炎、扁桃体炎、哮喘、低血压、心动过缓等
	第7颈椎 （C7）	甲状腺、肩、肘、滑囊	肩胛周围病变、甲状腺疾病、网球肘、手指痛麻胀、低血压、心房纤颤等
胸椎	第1胸椎 （T1）	食道、气管、上肢肘关节	肩痛、上臂后侧痛、咳嗽、胸闷气短、气管炎、支气管哮喘、早搏、心房颤动等
	第2胸椎 （T2）	心脏、冠状动脉	咳嗽、气喘、肺部疾病、左胸痛、左心区痛、心脏病等
	第3胸椎 （T3）	气管、胸膜、肺	感冒、支气管和肺部疾病等
	第4胸椎 （T4）	胆囊、胆管	臂力下降、乳房疼痛、乳腺增生、胆囊炎、胆结石、心绞痛等
	第5胸椎 （T5）	肝、血液	咳嗽、胸闷、呼吸困难、发热、贫血、低血压、肝病等
	第6胸椎 （T6）	胃	上腹胀痛、肝区痛、胃炎、胃溃疡、心脏病等
	第7胸椎 （T7）	胰腺、十二指肠	十二指肠溃疡、糖尿病、心脏病等
	第8胸椎 （T8）	脾、横膈膜	呃逆、胃病、免疫力低下等
	第9胸椎 （T9）	肾上腺	过敏、荨麻疹、腹痛、子宫炎症、肝胆疾病等
	第10胸椎 （T10）	肾	疲劳、呃逆、腹痛、食欲不振、胃胀、子宫炎症、动脉粥样硬化、肾病等
	第11胸椎 （T11）	肾、输尿管	肠胃疾病、肾病、糖尿病、胰腺炎、肝区痛、胃痛等
	第12胸椎 （T12）	小肠、淋巴系统、输尿管	腹胀、腹泻、大肠疾病、肾炎、肾结石、不孕症等

腰椎	第1腰椎（L1）	大肠、结肠、腹股沟	腹泻、便秘、结肠炎、疝气、肾病等
	第2腰椎（L2）	腹部、盲肠、大腿	腰痛、大腿麻木疼痛、肠痉挛、便溏、前列腺炎、糖尿病等
	第3腰椎（L3）	生殖器官、膀胱、膝盖	头晕、耳鸣、眼肿、腰痛、小腹痛、膝痛、阳痿、早泄、遗精、月经不调等
	第4腰椎（L4）	前列腺、腰部肌肉、坐骨神经	腰痛、坐骨神经痛、膝关节痛、便秘、尿频、尿急、排尿困难等
	第5腰椎（L5）	小腿、踝、脚和脚趾	坐骨神经痛、关节炎、前列腺炎、子宫炎症、排尿异常、踝肿及易扭伤等
骶椎	S1	骨盆、肾	腰腿疼痛麻木并放射至小腿后侧和足跟、腿脚怕冷、踝肿、膀胱及生殖系统疾病等
尾椎	S2	直肠、肛门	尾椎痛、足跟疼痛麻木、膀胱疾病等

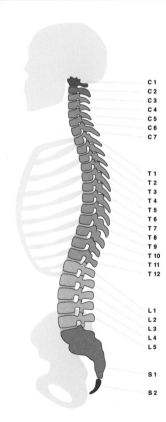

C 1
C 2
C 3
C 4
C 5
C 6
C 7

T 1
T 2
T 3
T 4
T 5
T 6
T 7
T 8
T 9
T 10
T 11
T 12

L 1
L 2
L 3
L 4
L 5

S 1

S 2

哪些上班族易患脊椎病

白领一族

　　白领一族已经成为颈椎病、腰椎病的重灾人群，这是什么原因导致的呢？虽然办公室工作的劳动量不大，但需要白领一族长时间坐在办公桌前完成，很多人一坐就是一上午或一下午，只有上厕所才起来稍微活动。长时间久坐不动是诱发脊椎病的重要原因，因为长期不良的姿势会引起肌肉的不平衡，易使第1颈椎（寰椎）出现异常，久而久之会压迫神经，进而导致颈椎病。同样道理，长时间坐在一个位置，腰椎也会不堪重负，容易诱发腰椎病。不要以为年轻就能对颈椎病、腰椎病免疫，如果不注意养护脊椎，颈椎病、腰椎病离年轻的白领一族只有一步之遥！

电脑一族

　　随着电脑的普及，电脑一族迅速崛起并壮大，他们工作离不开电脑，生活娱乐也离不开电脑，一天24小时至少有10个小时在跟电脑打交道。使用电脑时，长时间的前倾姿势加上缺乏活动，容易导致电脑一族出现腰椎增生，并使后纵韧带紧张，失去弹性，引起腰椎间盘突出，进而压迫神经根，腰痛、下肢疼痛、坐骨神经痛、活动障碍等不适症状便会相继出现。

　　颈椎病是电脑一族需要面对的又一疾病。由于长时间保持着同一姿势，头颈部缺乏活动，导致出现颈椎代偿性增生、颈椎生理弯曲变直。颈椎增生会压迫神经根、引起脑供血不足，引发头晕、头痛、记忆力下降、肩周炎、上肢活动受限、肩痛、手指麻木等不适症状，严重时甚至会造成生活不能自理。

　　此外，长期坐在电脑前的人缺乏锻炼，容易出现重力性脂肪组织分布异常，脂肪会重点堆积在下腹部和腰背部，对腰椎和胸椎是极大的考验，而腰部、腹部、背部过度肥胖也是诱发脊椎病的一大原因。

驾车一族

　　颈椎、腰椎不适几乎是每个驾车族都会遇到的问题，为什么脊椎病会盯上驾车一族呢？汽车固定的空间，并不符合每个人身体结构的设计，加之空间比较狭小，会给颈椎和腰椎带来较大压力。

驾驶汽车时，需要注意力集中，大多数驾车族会目不斜视地向前看，这种姿势使颈椎处于一个异常位置，容易引起颈部肌肉酸痛，长期驾车还容易发生颈椎错位，进而压迫或刺激神经。此外，长时间驾驶汽车，人的活动受限，腰椎承受了身体大部分的压力，容易引起腰酸背痛。而且，在加速或刹车的过程中，脊椎也会跟着前后晃动，容易损伤脊椎韧带。

带孕上班的准妈妈

生活中，大多数准妈妈会忽视怀孕带来的脊椎问题，其实怀孕对脊椎来说也是一大考验。随着准妈妈体重的增加，胸椎、腰椎受到的压力越来越大，容易诱发脊椎侧弯。到了孕晚期，身体会分泌出孕酮和松弛肽这两种激素，它们的作用是使骨盆韧带松弛，以便宝宝顺利分娩，脊椎韧带也会随着激素水平的增加而处于松弛状态，导致关节稳定性减弱，此时准妈妈如果轻微扭伤或姿势不良，很容易发生脊椎错位。

此外，分娩的过程对准妈妈的脊椎来说也是一场极大的考验。顺产时需要消耗大量体力，剖腹产则需要接受麻醉，都会对脊椎的稳定性造成影响，易诱发关节错位。顺利生产后，新妈妈的脊椎也面临着很多危险，如喂奶、抱宝宝的姿势不正确都会引起颈椎病、腰椎病。

重体力劳动者

从事重体力劳动时，必须依靠脊椎的活动和用力，稍不注意就会损伤脊椎，尤其是长期固定姿势的体力劳动，更容易导致脊椎变形或损伤。从事搬运等相关工作的重体力劳动时，需要经常弯腰来提取重物，这时腰椎处于高位，而肌肉被牵拉受力向地面下沉，稍微用力不当，很容易导致腰部肌肉损伤。所以，长期从事弯腰动作的人，常会感觉腰酸背痛，很多人认为缓一缓就好了，殊不知这时腰椎已经发生了损伤。那么，长期从事重体力劳动的人，如何保护腰椎呢？正确的做法是，搬重物时将习惯性的弯腰动作变为"蹲马步"，可以将身体的重力转移到双脚上，从而能避免损伤腰椎。

此外，还有一些人经常在阴冷的环境中工作，这对脊椎的损害也非常大，因为脊椎畏寒，受凉后会引起肌肉痉挛、血管收缩，容易诱发椎间盘突出。因此，经常处于阴冷环境中的人，如夜班工作者、仓库工作者以及吹空调的人，一定要注意脊椎保暖。

脊椎受过伤的人

　　脊椎受伤也是诱发脊椎病的重要原因，尤其是因车祸导致的脊椎受伤，来自外力的冲击会导致脊椎关节错位、生理弯曲度改变、椎间盘突出，使得伤者出现颈痛、肩痛、背痛、腰痛、关节痛、腿痛、头晕、头疼、记忆力下降等不适症状。

　　如果不幸曾发生车祸，那么脊椎受伤的几率则更大，这是因为车祸发生时的碰撞很容易使头部出现前后的挥鞭运动，造成颈椎的挥鞭伤，也许当时没有大碍，休息几天就好了，但颈椎的伤痛会伴随伤者一生，影响生活质量。严重的车祸还可能造成脊椎骨折，此时如果搬运伤者方法不正确，很可能导致伤者脊髓受损，易给伤者留下一辈子的伤痛。

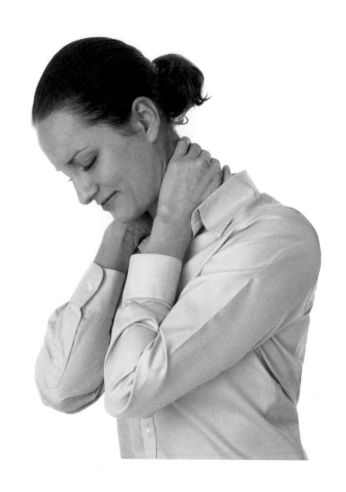

测一测，你的脊椎健康吗

请回答下列问题	测试结果		
	经常	偶尔	很少
1. 出于工作需要或生活习惯的影响，身体长时间保持同一种姿势？			
2. 干重体力工作，尤其是挑、扛、抬重物？			
3. 加班熬夜，工作压力大？			
4. 喜欢喝酒、应酬，尤其是白酒？			
5. 嗜烟，烟龄长、戒不掉？			
6. 饮食不规律，不吃早餐，存在营养隐性缺乏状况？			
7. 作息时间不规律，晚睡晚起？			
8. 头晕、头疼、眼花？			
9. 耳鸣，多汗？			
10. 胸闷、气短、心慌、胃痛？			
11. 眼睛易疲劳，视力下降？			
12. 记忆力减退？			
13. 感觉脖子僵硬、紧，容易落枕？			
14. 手指麻木，出现放射性疼痛？			
15. 肩部、背部莫名其妙疼痛，影响正常活动？			
16. 走路不在一条直线上，腿部疼痛？			
17. 腰部、臀部及下肢感觉酸胀发麻？			
18. 夫妻性生活过于频繁，没有节制？			
19. 因为运动或意外事故，脊椎曾经受过伤？			
20. 睡觉时睡软床，习惯枕高枕？			
21. 情绪不稳定，负面情绪多，紧张、抑郁、烦躁、恐惧等？			
22. 一周的运动次数少于3次，每次时间不足30分钟？			

"经常"为0分，"偶尔"为3分，"很少"为5分，将选择的分数相加。

评分标准：

0～59分：脊椎的健康状况欠佳，很可能患有严重脊椎病。　60～79分：脊椎处于不健康的状态。

80～89分：脊椎基本健康。　90～99分：脊椎处于良好状态，健康。　100～110分：脊椎非常健康。

注意：如果测试结果低于80分，请及时到正规医院就诊，通过进一步的检查确认是否患有脊椎病。

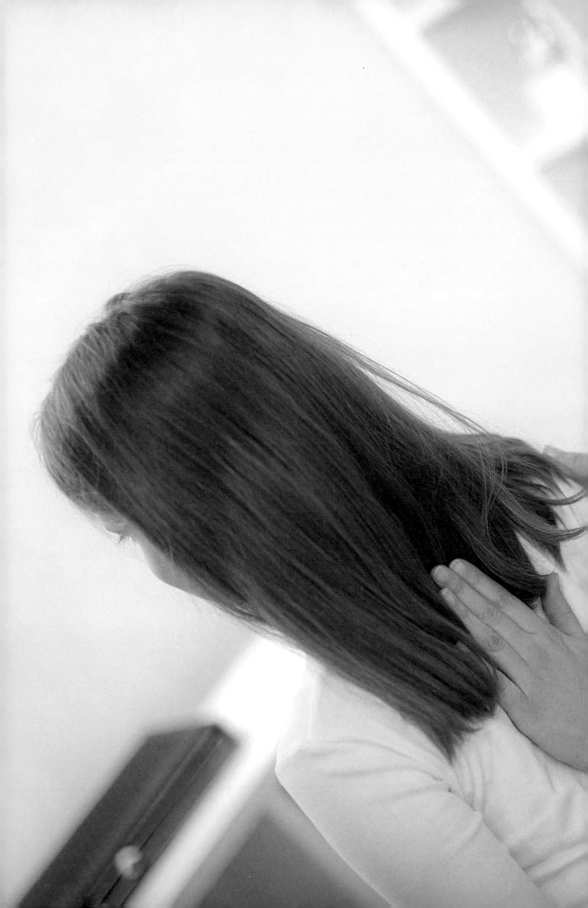

PART 02

养护脊椎
是一个系统工程

脊椎包括颈椎、胸椎、腰椎、骶椎和尾椎，这些不同的椎体在人体中发挥着不同的作用。俗话说："牵一发而动全身。"这句话对于脊椎也同样适用，脊椎是一个整体结构，一个椎体出现问题必然会影响整个脊椎结构。所以，上班族日常养护脊椎要做到重点调养、系统养护。

颈椎——脊椎的第一要塞

有关颈椎，你了解多少

灵活的神经要塞——颈椎

在人体的脊椎中，颈椎是体积最小、灵活性最大、活动频率最高、负重较大的节段。颈椎位于整个脊椎的最上面，紧连着头部，是神经必经的重要关卡，负担着头部、两臂、肩膀及其扛提重物的重量。颈椎担负着如此重要的作用，但它本身却非常"瘦弱"，它只有7块椎骨。与大大的头颅比起来，颈椎细得可怜，头颅像个巨大的苹果，颈椎却长得像那根细细的苹果把儿。

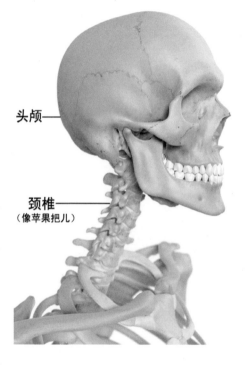

头颅——

颈椎——
（像苹果把儿）

我们已经知道，颈椎骨一共有7块，除了第1颈椎和第2颈椎之间没有椎间盘之外，其他椎骨之间各有一个椎间盘，加上第7颈椎和第1胸椎之间的椎间盘，共有6个椎间盘。每个颈椎都由椎体和椎弓两部分组成，椎体向前，呈椭圆形的柱状体，椎弓在后，与椎体共同形成椎孔。所有的椎孔相连接，就形成了椎管，可以保护重要的神经通道——脊髓。颈椎周围由血管、肌肉、皮肤等组织紧紧包裹，就构成了我们的脖子。

颈椎生理曲度变形危害大

在我们的观念里，脊椎应该是挺直的，其实脊椎的各阶段都会根据人体生理的需要，有一个弯曲的弧度，这个弧度称为生理曲度。从侧面看时，我们会发现脊椎呈"S"形，正常的生理曲度是颈椎向前、胸椎向后，腰椎向前、尾椎向后。

颈椎并非天生就是向前的，在胚胎时期，颈椎呈后凸，而在幼儿学会坐之后，颈椎逐渐变为前凸，这种生理性变化称为继发曲度。继发曲度的形成主要是由于颈椎负重导致椎体和椎间盘前厚后薄。颈椎的生理曲度通常发生在第4颈椎和第5颈椎之间。

颈椎的生理曲度虽然不大，却极其重要，具有增加颈椎弹性、减轻和缓冲重力的震荡、保护脊髓和大脑等生理作用。如果因长期姿势不良，或颈椎退化导致颈椎生理曲度变直，或反张弯曲（向后弯曲），将对身体产生极大危害，如脖子出现酸痛疲劳、颈椎柔韧性消失、增加颈椎间盘突出和胸椎受损的几率。

温馨小贴士

四足动物的颈椎只承担肢体头部的重量和活动，而直立行走的人类除了要承担头部的力量外，还负责着肩膀、上肢等部位的活动，所以与动物相比，人体颈椎承受的工作量是动物颈椎的3倍。加之现代人长期姿势不当，如果不注意保护颈椎，很容易使颈椎发生退变、老化等问题，继而将引发一系列的身体问题。

颈椎变形

当颈椎的柔韧性消失，颈椎的生理曲度就会变直。当颈椎受到外力冲击时，将全部由椎间盘来承受，这样不但容易造成椎间盘的损伤、退化，还会对胸椎造成冲击，使胸椎受牵连。严重时，生理弯曲朝向相反的方向，造成颈椎反弓，进而会压迫颈椎动脉和神经。

颈椎酸痛

不管是颈椎变直或反弓，都会使颈部的肌肉处于紧绷、疲劳的状态，人的肌肉稍微一活动就感觉非常吃力，疼痛难忍，会影响日常的生活和工作。

椎间盘突出

当脊椎变直或反弓时，就会拉长颈椎间盘后部的纤维环，使之处于紧绷状态。当颈椎受到外力的冲击时，很容易导致纤维环破裂，从而造成椎间盘突出。发生椎间盘突出后，还容易压迫到脊髓和神经根，继而影响到身体其他器官的功能。

认识颈椎的重要成员

我们已经知道了颈椎的构成，其中寰椎、枢椎、隆椎、颈动脉和椎动脉这五个成员，在颈椎的活动中起着非常重要的作用。

第1颈椎（寰椎）

第1颈椎又叫做寰椎，呈环形，没有椎体、棘突和上关节突，由前弓、后弓和两个侧块构成。寰椎可以支撑整个头部，并随头部一起自由转动，头部任何细微的动作，寰椎都可以很好地感受并执行。另外，寰椎的横突较长，可增强它对整个颈椎的控制力。

第2颈椎（枢椎）

第2颈椎又叫做枢椎，枢椎有一个向上的齿突，这个齿突伸入寰椎之中，和寰椎共同构成寰枢关节，能保证寰椎和头在其上面自由转动。而枢椎的下半部结构与其他颈椎骨结构相同，能完成结构上的过渡。这样，当头部和寰椎发出动作指令后，枢椎可以立即响应，有力地带动下面各段脊椎跟着行动。

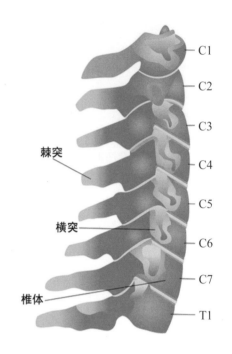

由此可见，位于最上面的寰椎和枢椎对整个脊椎的运动起着主导作用，一旦寰椎和枢椎出现问题，就会带来一系列的症状。俗话说："上梁不正下梁歪。"寰椎和枢椎出现问题后，还会引发多米诺骨牌效应，殃及胸椎和腰椎。可以说，保护颈椎，寰椎和枢椎是重中之重，这一点对于现代人来说意义重大。

第7颈椎（隆椎）

第7颈椎又叫做隆椎，它最大的特点就是伸向后方的棘突很长，末端不分叉而成结状，隆突于皮下，其余的结构与普通的颈椎一样。隆椎作为颈椎的最后一块椎体，随颈部的转动而转动，并与胸椎相连，常常作为临床上辨认椎骨序数的标志。我们低头时，在颈后正中线处最明显看到或摸到的最高突起部位就是隆椎。

中医在背部找穴位时，通常依靠大椎穴来判断，大椎穴就位于第7颈椎棘突的凹陷处。大椎穴不仅是背部穴位的坐标，还是人体六阳经脉交汇之处，有益气壮阳的功效。

秘密通道（颈动脉和椎动脉）

在人体的颈椎有一条秘密通道，可以将氧气和营养物质输送到大脑，保证大脑功能的正常运转，它就是颈动脉。颈动脉从第6颈椎到第1颈椎中的每块椎骨两侧横突孔里穿行而上。虽然颈部的活动频繁，但在横突孔的保护下，颈动脉犹如呆在钢铁结构的汽车里，一般很难受到伤害。

但到了寰椎这里，情况发生了变化。椎动脉先是拐了一个弯，然后从寰椎的横突孔里穿出来，沿着颈椎的后圆，弯弯曲曲地通到脑部。这部分椎动脉很不幸运，没有坚硬的骨骼保护，外围只有肌肉、韧带和软组织，如果旋转或处于不正常位置，椎动脉就会受压迫。更不幸的是，这段颈椎属于寰枢关节，活动非常频繁，也最容易发生错位。一旦出现错位，就会压迫椎动脉及交感神经，引起眩晕、耳鸣、眼睛干涩、近视、恶心等症状。

椎动脉肩负着为大脑输送氧气、营养物质的重任，它们是寰椎的薄弱部分，也是寰椎的要害部位，因此养护颈椎的时候千万不要忽略了颈椎里的秘密通道——椎动脉，以免它们受伤后带来一系列意料之外的烦恼。

你的颈椎还好吗

眩晕、头痛，可能是颈椎有问题

眩晕、头痛是日常生活中常见的症状，有些上班族认为忍一忍就过去了。殊不知，时间长了却会严重影响生活和工作，因此必须引起重视。

李老师是一位资深教师，几十年如一日，一直兢兢业业，培养出了众多优秀学生。但近年来，李老师经常有头疼的毛病。开始李老师并未在意，在课堂上依旧神采飞扬，后来头痛不断加重，导致入睡困难，李老师就靠药物来维持。他一直以为只是工作压力导致的头痛。退休后，李老师的头痛问题更加严重了，于是奔跑于各大医院，但都只是一段时间起作用。一次，李老师陪爱人到骨科检查，自己也顺便让医生检查一下，医生发现他的颈椎已经出现了严重变形，他常年的头痛就是由于颈椎变形所引起的。经过一段时间的颈椎调养，李老师的头痛终于有了明显好转。

教师是颈椎病的高发人群，他们经常站着讲课，眼睛的注意力还要随时观察学生的反应，一堂课下来就会给颈椎带来不小的压力，加上他们下课后还要伏案写教案、批改作业，长此以往很容易导致颈椎病。

那么，为什么颈椎病会引起头痛呢？这要从脑部供血机制说起。大脑需要来自心脏的血液为其提供氧气，供血充足才能保证大脑正常运转。我们的身体中负责为脑部供血的通道有两条，一条是位于颈部前侧的颈内动脉，它负责大脑2/3的供血量，另一条是位于颈部后侧的椎动脉，它负责大脑1/3的供血量。如果颈椎发生病变，比如椎关节错位、椎体旋转、生理曲度改变等，就会刺激、压迫颈动脉，导致颈动脉受压、扭曲、变窄，进而引起椎动脉输送血液出现障碍，大脑供血不足。大脑缺乏正常运转所需的营养物质，就会引发眩晕、头痛等症状。

手麻非小事，颈椎病找上门

生活中，不止是中老年人，很多年轻上班族也常出现手麻的症状，但常见并不等同于正常。一些人认为轻微的手麻不会给正常的生活带来影响，没有意识到手麻可能是疾病的信号。常见的糖尿病、神经炎、颈椎病都可能引发手麻，所以不要把手麻当做小事，要及时就医，查明病因后及时治疗。

李女士就遇到了手麻的问题，这种症状已经持续几年，通常是在早晨睡醒后感觉双手发麻，活动几下后，手麻得到缓解。她婆婆也有手麻的症状，所以她觉得这可能是正常现象，并未在意。最近，李女士又出现了手痛的症状，于是到医院就诊，结果发现手麻、手痛的根源在于颈椎病。

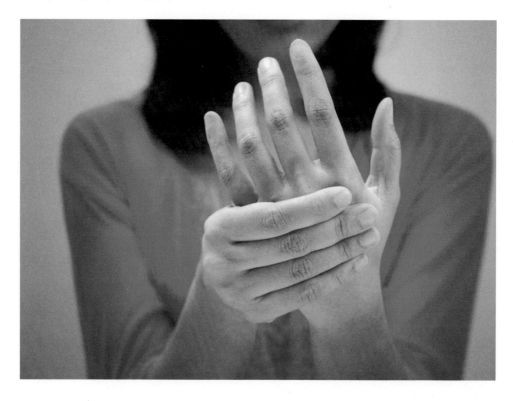

手指麻木、手臂疼痛是颈椎病的重要信号。为什么颈部的毛病会导致上肢出现不适症状呢？这得从神经的分布说起。颈椎虽然只有7块椎骨，却是全身神经的起点，控制人的整个手臂的神经纤维都来自颈椎的臂丛神经，因此一旦颈神经根受到刺激压迫，手臂、手指就会出现麻木、疼痛，医学上称之为神经根型疼痛。

随着现代医学的发展，很多朋友习惯哪里出了问题就找哪个科室的医生，不知不觉就犯了头痛医头脚痛医脚的毛病。手麻手痛不一定是手臂、手指出现了问题，问题的根源很可能就在于颈部后面那根细细的颈椎。

打嗝儿太尴尬，颈椎在捣乱

打嗝在日常生活中很常见，当我们吃得过饱、进食较干硬或肠胃受到寒冷刺激，都可能会出现打嗝，这些都是由外界因素引起的暂时性打嗝，一般刺激消除后，打嗝便会消失。但如果是无缘无故且长时间地打嗝，可能是身体内部（如颈椎、胸膈、脑干、肠胃等）出现了问题，应及时到医院诊治。

王先生这半年来一直被打嗝所困扰，每次感觉吃得并不多，但总是不由自主地打嗝，白天打嗝的次数较多，晚上会相对减少。开始王先生去消化科查了肠胃，发现肠胃一切正常。后来王先生仍然接连不断地出现打嗝，并且声音很大，已经严重影响日常生活。王先生开始多方求医就诊，最后发现，打嗝不止的怪病竟然是由于颈椎变形引起的，X光片显示他的颈椎已经变直了，并长有骨刺。

膈神经控制着横膈肌，位于第4颈椎和第5颈椎的椎间关节部位。如果这几段颈椎骨发生错位，就会造成膈神经被压迫，引起横膈肌痉挛收缩，导致持续反复令人烦恼的打嗝。打嗝令人尴尬，尤其是在社交场合。

这里教大家一招，如果出现打嗝，可以这样缓解：找到心包经上的内关穴和三焦经上的外关穴，伸出一只手，用拇指和食指分别放在对侧的外关穴和内关穴上，用力点揉1分钟，双手交替进行即可。当然，如果经常打嗝不止，建议尽早就医。

温馨小贴士

由肠胃引起的打嗝和颈椎压迫膈神经引起的打嗝症状也有所不同。前者常在吃完饭后出现症状，声音缓慢悠长；后者通常是喉咙间不断发出又急又短的声音，有时还会伴有腹痛、呕吐等症状，发作的时间也没有一定的规律性，白天晚上都有可能出现。

测一测，你的颈椎健康吗

请回答下列问题	测试结果		
	经常	偶尔	很少
1. 头疼、眩晕、头后部麻木？			
2. 视力下降、视物模糊、眼花、眼痛、眼胀、眼干涩？			
3. 恶心、呕吐、呃逆？			
4. 鼻塞、鼻痒、打喷嚏、流鼻涕？			
5. 听力减退、耳鸣、耳聋？			
6. 咽部有异物感、吞咽困难、喉咙痛、声音嘶哑？			
7. 失眠、嗜睡？			
8. 三叉神经痛、偏头痛、牙痛等？			
9. 手指麻木、手臂疼痛？			
10. 脖子酸痛、肩部疼痛、背部疼痛？			
11. 血压升高或降低？			
12. 心悸、心律不齐、心房颤动等？			
13. 手足冰凉、易出冷汗？			
14. 睡觉时落枕？			
15. 喜欢躺着看书、看电视？			
16. 长时间上网？			
17. 上班时经常坐着，并且久坐不动？			
18. 喜欢低头玩手机？			
19. 坐车时喜欢睡觉？			
20. 长时间吹空调？			
21. 喜欢穿低领装，天气凉了也这样？			
22. 习惯趴着睡觉？			

"经常"为0分，"偶尔"为3分，"很少"为5分，然后将分数相加。

评分标准：

0～59分：颈椎的健康状况欠佳，很可能患有严重颈椎病。　60～79分：颈椎处于不健康的状态。

80～89分：颈椎基本健康。　90～99分：颈椎处于良好状态，健康。　100～110分：颈椎非常健康。

注：如果测试结果低于80分，请及时到正规医院就医，通过进一步的检查确认是否患有颈椎病。

这样做，颈椎不生病

请注意颈椎保暖

　　每年的秋冬季节，是颈椎病的高发时期。这是因为天气变冷后，颈部容易受到冷风刺激，局部肌肉受冷会发生保护性收缩，避免机体过度散热而导致体温过低。颈部肌肉收缩，会导致颈部的肌张力增加，使颈椎受力不均，颈椎间隙变窄，易压迫脊神经、颈动脉，从而增加了颈椎病的风险。另外，颈部肌肉受到冷风的侵袭，会使血液循环减慢，代谢物质容易堆积在颈部，易发生局部肿胀，造成气血不通，也容易使颈部产生酸痛感。

　　颈部大多时候赤裸裸地暴露在外，容易受到风邪、寒邪的侵袭，如果不注意保暖则会大大增加颈椎病发生的几率。想要颈椎健康，就务必注意为颈椎保暖。

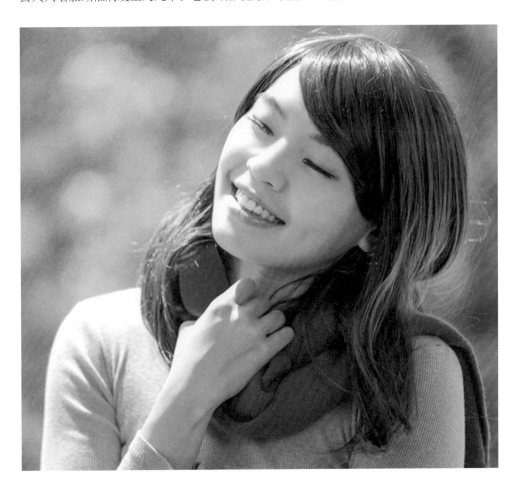

☆ 秋冬季节外出时，最好围上围巾，晚上还可以用热水袋敷敷颈部，促进颈部的血液循环，使颈部紧绷的肌肉放松下来，从而避免颈椎病的发生。

☆ 夏季不要长时间吹空调，更不要让颈部对着空调直吹，如果经常吹空调，最好在颈肩部围上一条薄毯。另外，夏季不要用凉水洗澡，尤其是在出汗时，颈部皮肤的毛孔张开，凉水中的寒气很容易侵袭颈部。

☆ 不在潮湿、阴冷的环境中久呆。

温馨小贴士

我们在睡觉时，可以准备一个颈枕，让颈椎也能得到放松和休息。颈枕其实制作起来很简单，可以将不用的毛巾卷成筒状垫在颈部，颈枕的高度青少年约7厘米即可，成年人以8～9厘米为宜，颈枕的高度一定要以自己感觉舒适为佳。

颈椎的健康离不开枕头

人每天有约1/3的时间是在睡眠中度过的，枕头是人在睡眠中维持颈椎生理曲度的重要工具，如果枕头的选择和使用不当，就会破坏颈椎原有的平衡，易诱发颈椎病。

枕头过高过低都不好

俗话说："高枕无忧。"事实上并非如此，枕头过高，头颈过度前屈，易使椎体后方的肌肉和韧带受损，从而引发或加重颈椎病。而枕头过低时，头颈过度后仰，会使生理曲线的前凸度加大，容易使椎体前方的肌肉和韧带因张力过大造成慢性损伤，还会导致椎管后方组织向前突入，压迫椎管。那么，枕头多高才适合呢？

教你选个靠谱的枕头

高度	通常枕头的高度为10～15厘米比较合适，宜根据自身的颈部生理弧来决定枕头的高度。对于习惯仰卧的人来说，枕头的高度应以压缩后与自己的拳高相等；而习惯侧卧的人，枕头的高度应以压缩后与自己一侧肩的高度一致。
宽度	枕头的宽度最好比肩膀略宽一些，这样能避免翻身时，头部掉落影响颈椎。
弹性	枕头不宜太硬或太软，太硬会影响睡眠质量，太软则会影响血液循环和颈部肌肉。
填充物	枕头的填充物与人体亲密接触，一般宜选择自然环保的天然填充物或用中药填充，填充物要具有一定的透气性和散热功效。

有益颈椎的小按摩

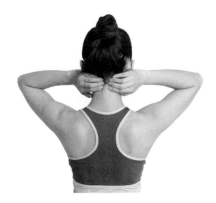

按揉颈肌

两手手指并拢，分别放在同侧的颈部两条肌肉上，用力按揉，以感觉微微发热为宜，重复按揉30次。

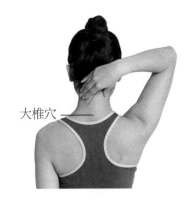

大椎穴

提捏颈肌

用右手拇指和食指将颈部中间的肌肉捏住。自上而下提捏，直至大椎穴（位于后正中线上，第7颈椎棘突下凹陷中），每处提捏5～10次。

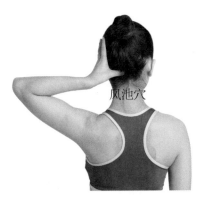

风池穴

按揉风池穴

用两手的拇指指腹按住同侧的风池穴（位于人体项部，在枕骨之下，胸锁乳突肌与斜方肌上端之间的凹陷处），两手其余四指并拢，紧贴头部。拇指用力，向外拿捏，按揉1～2分钟。

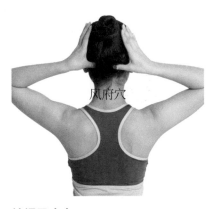

风府穴

按揉风府穴

用左手或右手拇指指腹按揉风府穴（位于当后发际正中直上1寸，枕外隆凸直下，两侧斜方肌之间凹陷处）1～2分钟，按揉时要注意力道深沉。

5分钟颈椎保健操

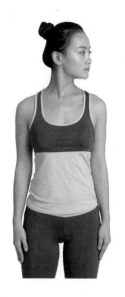
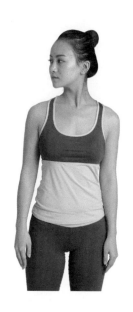

动作1

自然站立，两脚分开与肩同宽，双手自然下垂，挺胸提臀。头部向左转，眼睛余光看向左肩头，自然呼吸3次；头部回到正中，自然呼吸1次，右侧重复上述动作。

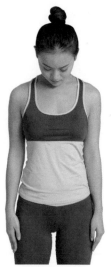

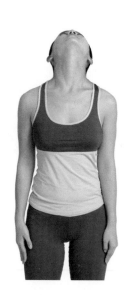

动作2

头部向前低下，下巴贴近锁骨，自然呼吸2次；头部回到正中，自然呼吸1次。

动作3

头部向后仰，自然呼吸2次；头部回到正中，自然呼吸1次。

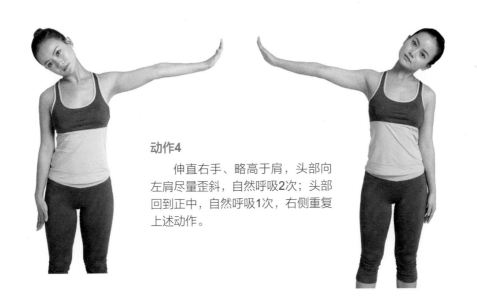

动作4

　　伸直右手、略高于肩，头部向左肩尽量歪斜，自然呼吸2次；头部回到正中，自然呼吸1次，右侧重复上述动作。

飞鸟操

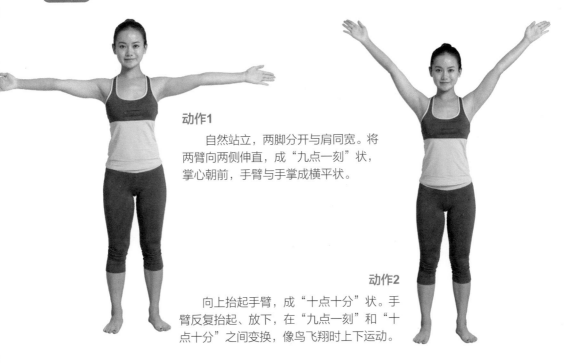

动作1

　　自然站立，两脚分开与肩同宽。将两臂向两侧伸直，成"九点一刻"状，掌心朝前，手臂与手掌成横平状。

动作2

　　向上抬起手臂，成"十点十分"状。手臂反复抬起、放下，在"九点一刻"和"十点十分"之间变换，像鸟飞翔时上下运动。

胸椎，保护脏腑的脊椎卫士

有关胸椎，你了解多少

兵强马壮的胸椎

胸椎位于整个脊椎的中段，上面与颈椎相连，下面与腰椎相接，起着承上启下的重要作用，是身体的力学支柱。如果把脊椎比喻成一支军队，那么胸椎绝对是这支军队中最兵强马壮的。胸椎包括12块椎骨，是脊椎中椎骨最多的一段，椎骨个数和长度都约占到整个脊椎长度的1/2，包含了大约3/4长度的脊髓。从这组数据中可以很直观地看出，胸椎的"家底"十分丰厚，是脊椎中最"富有"的家族。

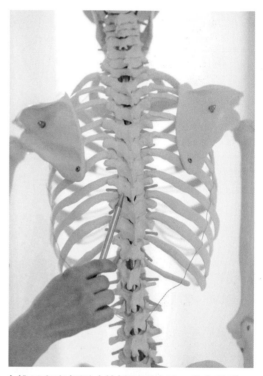

下面来看看胸椎到底长什么样。胸椎家族的12个家庭成员，从上向下，个头逐渐增大，模样却大同小异，都是由椎体、椎弓、突起组成的。胸椎椎体长得非常艺术，呈心形，大小介于颈椎椎体与腰椎椎体之间。在椎体后面，有一个由椎弓和突起围成的椭圆形小孔，称为椎孔，它的个头与胸椎的个头不大相称，比颈椎椎孔要小。胸椎椎体的突起结构有些复杂，在椎体两个侧面的上、下边缘分别有上、下肋凹，和肋骨形成肋头关节。椎体的侧面有横突，上下则各有两个关节突，分别称为上关节突和下关节突，相邻关节突构成关节突关节。

最后来说说棘突，胸椎棘突较长，向后下方倾斜，各个棘突像叠瓦片一样次序排列，犹如一批携带长矛的武士，第1胸椎到第4胸椎的棘突相对较短，第5胸椎到第12胸椎相对较长。

保护胸椎就是保护脏腑

在脊椎中，只有胸椎与肋骨相连，可以构成一个牢固的立体胸腔，人体非常重要的心脏、肺、肝脏、肾脏等脏器安稳地住在里面，可以避免外力伤害。另外，胸椎是脊椎中活动范围最小的，只能进行小范围的屈伸和旋转，所以胸椎遭受急性损伤的可能较小，能较好地保护里面的脏腑。

胸椎的椎管里容纳着胸段脊髓，脊髓分支出的神经控制着各个脏腑的功能。一旦胸椎出现损伤，内脏也会跟着遭殃，导致内脏功能失调，出现众多不良反应。

☆ 第1胸椎到第4胸椎主要负责心脏和肺脏的活动，这段神经遭到损伤时，可能会出现冠心病、心律失常、早搏、心房颤动、胸闷气短、呼吸困难及支气管疾病等。

☆ 第5胸椎到第6胸椎主要控制腹腔内脏器的活动，包括肝、胆、胃、脾、胰、小肠及十二指肠等器官。如果这段神经受到压迫，可能引起消化不良、腹泻、胃痛、肝胆疾病、十二指肠溃疡、糖尿病等。

☆ 第9胸椎和第10胸椎主要控制肾脏的活动，如果这段神经受到压迫，会导致肾脏的功能失调，出现尿血、尿浊、尿不畅、水肿、浑身无力等症状。

胸椎有曲度：自然后凸

颈椎曲度是自然前凸，胸椎则相反，它的曲度是自然后凸的。胸椎本身虽然不会像腰椎或颈椎那样出现容易因灵活造成损伤，但胸椎后凸的着力点通常是胸椎较易损伤的部位。自然后凸的曲度对于维持胸椎健康意义重大，有助于避免驼背、脊椎侧弯。如果胸椎椎间关节发生错位或胸廓形状发生变化，都会影响胸椎的正常生理曲度。此外，颈椎与胸椎的交界处、腰椎与胸椎的交界处发生变化也很容易影响胸椎的正常曲度。

胸椎的生理曲度以胸2的上缘线与胸11的下缘线的夹角63°为宜，过大则为驼背。随着年龄的增长，椎间盘的蜕变缩水，骨质疏松的出现，驼背自然逐渐形成，是人体走向衰老的象征。

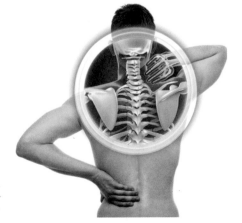

大椎，胸椎的第一要塞

大椎是胸椎的第一块椎体，位于脊椎与双肩的"十"字形交汇处，是中医上非常重要的一个穴位。大椎的个头不仅大，而且作用也了不得。在脊椎中，颈椎最为灵活，而胸椎的灵活性最差，稳定性最强，大椎起着重要的枢纽作用，它紧邻颈椎，既要适应颈椎的灵活性，又要维持充分的稳定性来保护下面的胸椎，以保护内脏器官。

大椎处于"十"字结构之中，来自上下左右的力量都会经过大椎，对大椎造成影响，同时大椎也会对这股力量加以限制。如果大椎的位置受到影响，那么必然会导致其他胸椎依次产生相应的偏移。大椎能使其他胸椎处于较稳定的状态，大椎的功能状态也决定了颈椎的活动范围。

从大椎到第5胸椎，共有5对交感神经，它们控制着心脏，起到加快心脏跳动的作用，第1对交感神经就位于大椎下面。如果大椎受到损伤或出现错位，下面的交感神经就会受到压迫，从而影响心脏功能。大椎出了问题，受伤的不止是心脏，下面的11个胸椎也会受到牵连，出现一系列反应，如错位、增生、退化，继而还会使胸腔中的内脏受损。

你的胸椎还好吗

呼吸不畅，也许是胸椎在作祟

很多人没把呼吸不畅当回事，认为做几个深呼吸或睡一觉就好了。呼吸能为人体提供氧气，呼吸不畅对人体最直接的危害就是诱发人体缺氧，影响人体正常的生理活动。当呼吸不畅发生时，我们固有的观念通常会认为是呼吸系统的问题，其实呼吸不畅也是胸椎受到压迫的典型信号。

刘女士是一位文案工作者，需要长时间伏案工作，工作时忙忙碌碌的也没感觉身体有什么不适，可是一回家，就感觉腰酸背痛。她一直以为自己是过于劳累，只要多休息就好。可是，最近刘女士在上班时，突然出现了呼吸不畅、胸闷气短的症状，到医院的呼吸科去就诊，并未发现异常。随后，刘女士感觉肩背酸痛，到医院进行检查，X片显示，刘女士的胸大椎出现明显错位。经过一段时间的矫正后，刘女士不仅肩背酸痛的症状消失了，而且她的呼吸也变得轻松、畅快起来。

温馨小贴士

我们如何才能分清胸椎不正诱发的呼吸不畅呢？方法很简单，单纯由季节变化、长期吸烟、空气污染或身体老化引起的呼吸不畅多由呼吸系统导致，而胸椎不正引起的呼吸不畅除了这些症状之外，还伴有颈肩部酸痛、头晕头痛、失眠多梦、心慌多汗等颈胸段脊椎病症状。

那么，胸椎关节错位为什么会引发呼吸不畅呢？支配呼吸系统的神经由第4颈椎到第4胸椎的椎间孔发出，这意味着胸椎如果发生椎间关节错位，其椎间孔就会变小变窄，里面的神经就会受到刺激，从而导致呼吸不畅，出现肺部、气管、支气管等呼吸系统的临床症状。比如，当第7颈椎到第3胸椎发生错位时，支配肺脏和支气管的神经就会受到压迫，从而出现胸闷、气促、咳嗽、气喘、反复呼吸道感染等症状。

食不下咽，别只治肠胃

看到饭菜却不想吃，刚端起饭碗就困得不得了，恨不得立刻上床睡一会儿，饭菜吃到肚里却出现胃痛、腹胀、腹泻等消化不良的症状……这些看似只能找消化科医生解决的问题，其实也许是胸椎在捣乱。

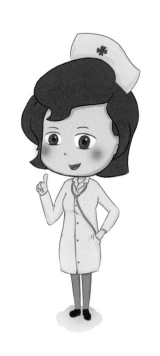

T5～T7胸椎关节发出的交感神经和副交感神经直接通到胃部，交感神经可以抑制胃功能，副交感神经则使胃部功能兴奋。当人的情绪处于兴奋状态时，常常感觉不到饿，这是因为交感神经过于兴奋时，会抑制副交感神经，从而抑制肠胃功能；而当我们吃得比较饱的时候，副交感神经处于兴奋状态，会在某种程度上抑制交感神经，大脑和心脏的活动减慢，人容易出现困乏、心跳减慢等问题。

如果T5～T7这一段的胸椎椎间关节错位，那么这两种神经就会受到刺激，导致胃痉挛、胃酸分泌过多或胃部蠕动减弱、胃酸分泌减少，进而出现各种胃部不适症状。

T6～T8胸椎则分布着支配小肠的胸神经，如果这段胸椎关节错位，会直接刺激压迫支配小肠的胸神经，导致人体出现腹胀、腹痛、腹泻等症状。

糖尿病，可能是胸椎发生了病变

糖尿病常常让人闻之色变，患了糖尿病以后不仅生活上的限制多了起来，需时刻警惕血糖升高，而且糖尿病多饮、多尿、多食、消瘦的症状和一系列的药物治疗将伴随终生。

我们都知道糖尿病是由于胰岛素分泌不足，不能使人体充分利用血液中的葡萄糖，而使葡萄糖滞留在血液中，导致血糖过高。胰岛素是由胰腺分泌的，如果胰腺功能发生紊乱，就容易引发糖尿病。

第7胸椎至第9胸椎的神经分支是通向脾脏和胰腺的，能控制脾脏和胰腺的活动，并维持其正常功能。如果这部分胸椎发生错位，就会压迫控制胰腺的交感神经，从而抑制胰腺功能，减少低胰岛素的分泌。

不过，很多糖尿病患者及一些内分泌科医生常会忽视胸椎错位这一因素，所以血糖控制的效果往往不尽如人意。由胸椎错位引起的糖尿病，首先会出现胸椎疼痛，尤其在活动时，胸椎的疼痛感会明显加重。随着胸椎神经的压迫，胰脏功能会逐渐发生紊乱，出现"三多一少"的症状。这类糖尿病患者最好在控制血糖的同时，去专业的脊椎科检查一下胸椎是否发生了错位，并对错位的胸椎进行调整。随着胸椎的复位，糖尿病的病情往往也会得到明显改善。

乳腺增生反复发作，请检查胸椎

乳腺增生是一种常见的乳房疾病，过去常发生于中老年女性群体，近年来有年轻化的趋势。乳腺增生是指在单侧或双侧乳房内单发或多发地生长了一些肿块，这些肿块质地柔软、边界不清、可活动，通常伴有不同程度的疼痛，尤其是在经期、生气或劳累过后等情绪波动较大时，肿块增大、疼痛加重，而在月经后肿块明显缩小、疼痛减轻。

诱发乳腺增生的原因很多，如过度疲劳、压力过大、精神紧张、情绪抑郁、生活不规律（熬夜、过度应酬）等。在乳腺增生的众多病因中，人们很难想象胸椎错位也会引起乳腺增生。

女性朋友长时间坐姿不正确，造成背部长期处于弯曲状态，进而导致T3～T5胸椎椎间关节错位，压迫支配乳房的脊神经根，影响乳房的正常气血运行，使得乳房气血淤滞，进而引起乳腺增生。胸椎错位导致的乳腺增生有着鲜明特点，女性朋友在患病的前期会出现腰酸、胸部胀痛等不适，随着生理期的结束，乳房胀痛并没有得到缓解。

胸椎错位导致的乳腺增生，依靠单纯治疗乳腺增生的药物无法根治，必须配合胸椎椎间关节复位治疗，才能取得良好疗效。

胸椎椎间关节复位治疗需要到正规医院进行，不宜在小诊所随便按摩复位。

很多女性朋友担心乳腺增生恶化为乳腺癌，其实轻度的乳腺增生属于乳房的正常结构紊乱，绝大多数不会转化为癌症。如果患上乳腺增生，只要积极治疗，平时注意乳房保养，就可以轻松治愈乳腺增生，不会留下后遗症。

胸椎出问题，小心招惹心脏病

心脏是人体非常重要的器官，它时刻都在运转，源源不断地泵出血液，供给身体各个器官和组织。心脏病可以说是直接危害人体生命安全的一大疾病，所以平时应注重心脏的保养，积极预防心脏病。

王梅是一位银行工作者，她热情、乐观，哪里有她哪里就有欢声笑语。两年前，王梅感觉自己的胸口经常发闷，心里总是莫名烦躁，身边的朋友也发现王梅没有以前那样开朗了。一天上班时，王梅突然感觉胸口刺痛，气短憋闷，同事们赶紧把她送到医院。医生诊断王梅患了冠心病，于是给她按照冠心病的方法来治，但治疗效果并不理想。一次，她陪父亲去骨科看腰痛，她感觉自己的背部也经常疼痛，于是顺便照了个片子，医生确诊王梅患了胸椎性心脏病，她那些类似冠心病的临床症状就是胸椎综合征引起的。

像王梅这样由胸椎变形或关节错位引起的心脏不适患者，在临床上比较常见，容易被误诊为冠心病，这样不仅起不到良好的治疗效果，还可能延误病情。那么，为什么胸椎的问题会引发心脏病呢？

心脏位于胸腔中，在交感神经和副交感神经的控制下，调节心脏对其他器官的生理活动。交感神经位于胸椎内，能使心跳加快、冠状动脉扩张、血压升高；而副交感神经自中枢发出，神经节位于心脏附近，能使心跳减慢、冠状动脉收缩、血压降低。如果胸椎变形或胸椎关节向后错位，骨性的椎间孔就会发生变形，进而压迫和刺激胸部交感神经节，导致心脏出现病理状态。

这类患者除了有胸痛、胸闷、心慌、疲乏、心律不齐等冠心病的症状外，还常常伴有背部酸痛和不适，按摩背部后，能在一定程度上缓解。通常这类患者在矫正胸椎后，心脏的不适症状便会消失。

测一测，你的胸椎健康吗

"经常"为0分，"偶尔"为3分，"很少"为5分，将选择的分数相加。

请回答下列问题	测试结果		
	经常	偶尔	很少
1.　咳嗽、胸闷、气短、气喘？			
2.　心悸、左胸痛、左心区痛、心绞痛？			
4.　出现雷诺综合征（手部皮肤青紫厥冷）？			
4.　背部钝痛，稍长时间保持同一姿势就会感到酸痛？			
5.　肩背部出现异常感受，如灼热感、蚁行感、瘙痒感等？			
6.　感觉背部有巴掌大的地方"冒凉气"？			
7.　恶心、呕吐、打嗝、反酸、食欲不振？			
8.　上腹部隐痛或剧烈疼痛、腹胀、肠鸣、腹泻、便秘或便秘和腹泻反复交替发作？			
9.　全身或身体局部多汗？			
10.　腰痛、下腹部疼痛？			
11.　睡眠质量差，多梦易醒？			
12.　心动过速或过缓？			
13.　脖子和上胸部疼痛，可放射至肩部、手臂和手部？			
14.　尿频、尿急、尿痛、尿不畅、尿混浊，出现蛋白尿或血尿？			
15.　出现多饮、多食、多尿、消瘦等糖尿病症状？			
16.　胃溃疡、十二指肠溃疡？			
17.　出现性功能障碍？			
18.　长时间睡软床？			
19.　喜欢长时间坐沙发？			
20.　坐姿不正确，经常弯腰驼背？			
21.　缺乏锻炼，经常久坐？			
22.　肩扛或背负重物？			

评分标准：0～59分：胸椎的健康状况欠佳，很可能患有严重脊椎病。　60～79分：胸椎处于不健康的状态。80～89分：胸椎基本健康。　90～99分：胸椎处于良好状态，健康。　100～110分：胸椎非常健康。

注意：如果测试结果低于80分，请及时到医院就诊，通过进一步的检查确认是否患有胸椎病。

这样做，胸椎不侧弯

肌肉放松，胸椎才舒适

在胸椎变形或错位的情况中，只有少数是由于直接创伤造成的，大多数的胸椎问题与肌肉紧绷有关。胸椎两旁的肌肉长期处于紧绷状态，就会拉伸并限制胸椎的活动，从而导致胸椎侧弯。那么，日常生活中，该如何放松肌肉来养护胸椎呢？

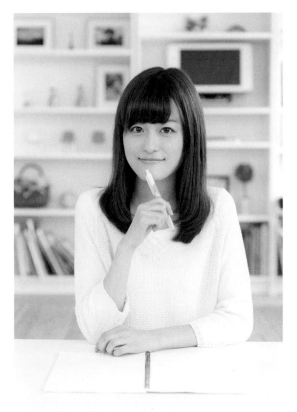

保持正确姿势

自古以来，中国人就讲究站有站相、坐有坐相，这不仅仅是为了维持良好的仪态，更不是压制自由，相反，强调良好的站姿、坐姿对维护胸椎健康意义重大。

不良站姿和坐姿中，对胸椎伤害最大的是弯腰驼背。这样的姿势会使胸椎过度向后或向侧面弯曲，严重时会导致脊椎侧弯甚至驼背，严重影响仪态美和胸椎正常的生理曲度。

因此，站立时应抬头挺胸、不要左摇右晃、不要一只脚高一只脚低，坐时应端正上半身、拔腰挺胸、大腿与上半身呈90°角、小腿与地面呈90°角，这样可以养护好胸椎。

避免长期固定姿势

许多上班族经常会出现背痛，主要原因就在于长期保持一个姿势，这样即便姿势正确，也会导致胸椎两侧肌肉僵硬、紧绷，不利于血液循环，进而给胸椎带来较大压力。所以，上班族最好每工作一个小时后，起来活动一下身体。

佩戴合适的文胸

如果文胸的肩带过紧，不仅会导致文胸上移、压迫乳房组织，还会导致肩膀肌肉紧张；如果文胸过于紧绷，易造成乳房血液循环不畅，容易压迫胸椎；如果文胸过松，起不到塑形和承重的效果，与胸部较小的女性相比，胸部较大的女性承受重力更大，更易引起后背肌肉酸痛。合适的文胸应该是肩带、背带、罩杯舒适地紧贴肌肤，不会紧抠肌肉，文胸的底部前后应在同一高度。

让心情舒缓下来

相信我们都有过这样的经验，当压力比较大或情绪激动时，背部的肌肉也会非常紧张。长期处于不良的情绪中，还可能导致慢性背痛，胸椎自然也会跟着受牵连。平时在工作和生活中，要学会为自己减压，保持心情愉悦，让背部肌肉得以自然舒展。

温馨小贴士

每天临睡前，不妨试一试放松冥想，随着呼吸让自己紧绷的肌肉逐渐放松下来。你可以从头开始，放松头皮和五官，然后把注意力逐渐下移至肩背部，感受背部的紧张状态，并使其逐渐放松下来，最后再放松腿和脚。睡前坚持这个放松过程，不仅可以舒缓压力，放松身心，还能改善睡眠质量。

请注意睡眠健康

床的软硬有讲究

床的软硬程度直接影响胸椎健康，过于柔软的床不仅会损伤颈椎，还会使胸椎受伤。这是因为人躺在软床上，身体的重心就会落在肩部和腰部，导致整个胸椎都无法着力。更糟糕的是，熟睡之后，我们的肌肉和韧带都会进入放松状态，使得胸椎失去保护。当我们翻身时，脊椎因为受力不均就很容易造成胸椎椎间关节错位。因此，我们应选择软硬适度的床，能承托腰部，这样的床最适合自己。

选择正确的睡眠姿势

正确的睡姿同样关系到胸椎的健康。有些朋友喜欢下半身趴着、上半身侧着睡觉，这样的姿势特别容易造成胸椎椎间关节错位。仰卧、侧卧的睡姿更利于胸椎健康。

☆ 仰卧：仰卧的睡姿能使头部、颈部、脊椎整齐排列，使脊椎处于正常的生理曲线，且不会给背部增加压力。仰卧还能防止胃酸反流，延缓面部皱纹的产生。但并不是所有人都适合仰卧，如打鼾者仰卧睡会加重打鼾现象；孕妇仰卧睡，增大的子宫容易压迫下腔静脉，导致血压降低。

☆ 右侧卧：右侧卧是较好的睡姿选择，能放松背部肌肉。但右侧卧时，胸椎失去支撑，并且胸椎两侧的肌肉处于失衡状态，筋膜易被异常拉伸，胸椎也会随着发生偏移。

☆ 左侧卧：左侧卧对胸椎的影响与右侧卧类似，但与右侧卧相比，左侧卧会压迫心脏，不宜长期采用。

☆ 俯卧：不建议采取这种睡姿，因为人在俯卧时，无法保证脊椎处于正常的生理曲线，会导致脊椎过度弯曲。俯卧会对关节和肌肉施加压力，导致脊椎疼痛、麻木和刺痛，还会对呼吸系统造成损害。

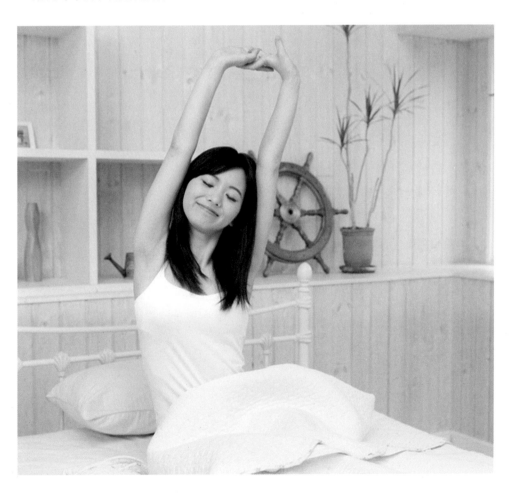

有益胸椎的小按摩

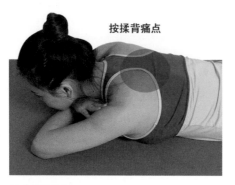

按揉背痛点

按揉背痛点

趴在床上，全身放松，手掌重叠置于下巴处。由家人单手按揉背痛点10次。

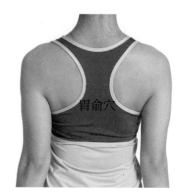

胃俞穴

按揉心俞穴

坐姿，由家人用拇指指腹顺时针方向按摩心俞穴（第5胸椎棘突下，旁开1.5寸）。力度要轻柔，按摩3～5分钟，再按揉另一侧。

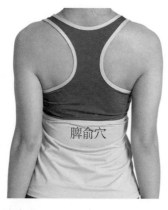

脾俞穴

按揉脾俞穴

坐姿，由家人将拇指指腹放在脾俞穴（第11胸椎棘突下，旁开1.5寸）上，其余四肢自然置于腰间。按摩脾俞穴1分钟，再按另一侧。

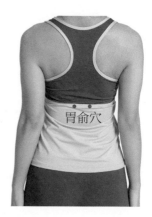

胃俞穴

按揉胃俞穴

坐姿，由家人将手握拳后，使第2、3掌指关节放于胃俞穴（第12胸椎棘突下，旁开1.5寸）上。适当用力按揉1分钟，再按另一侧。

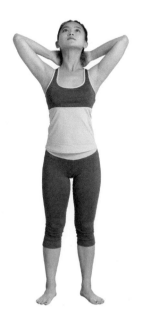

抬头望月

　　自然站立，两脚分开与肩同宽，调整呼吸，抬头，两眼看向前上方。两臂上抬，十指交叉，抱住后颈部。两肘向后夹，停留5秒钟，重复20次。

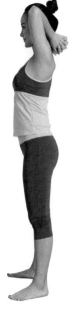

敲打大椎

　　自然站立，两脚分开与肩同宽，左手和右手十指交叉，拇指并拢，轻轻将两臂举过头顶，绕到颈后，缓缓敲打大椎，重复20次。

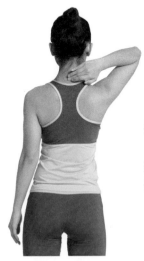

按摩大椎

　　取自然站姿或坐姿，一只手绕到颈后，找到大椎穴，用中指指腹轻轻按揉，顺时针30次，逆时针30次。

侧身上举

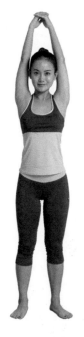

动作1

　　自然站立，两脚分开与肩同宽，调整呼吸，两手向上举起，十指交叉相扣。

动作2

　　两臂用力侧向左边，使上半身弯曲，停留2秒。

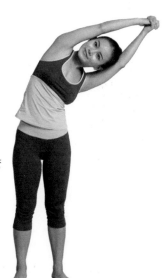

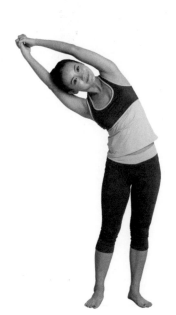

动作3

　　上半身和两臂恢复直立上举姿势，然后两臂用力侧向右边，使上半身弯曲，反复动作即可。每侧重复20次。

弯腰摸脚

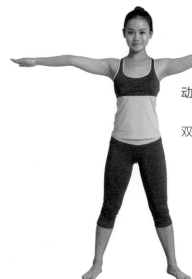

动作1

　　自然站立，两脚分开一步距离，双手侧平举，掌心向下。

动作2

　　向下弯腰，用左手去摸右脚尖，同时右臂尽量向后上方抬起。

动作3

　　恢复自然站立，向下弯腰，用右手去摸左脚尖，同时左臂尽量向后上方抬起。每侧重复20次。

腰椎，最易"出轨"的脊椎成员

有关腰椎，你了解多少

腰椎是"劳模"

腰椎位于胸椎下方，一共有5位家庭成员：第1腰椎（L1）、第2腰椎（L2）、第3腰椎（L3）、第4腰椎（L4）和第5腰椎（L5）。腰椎虽然数量远远少于胸椎，但个个都是劳动模范，支撑着身体60%的重量，我们在完成前屈、后伸、转体、侧弯时都需要腰部的灵活配合。正因为腰椎承受着身体的大部分重量，因此椎体个个都"身强体壮"，与颈椎和胸椎相比，椎体较大且厚。从侧面看，腰椎的椎体略呈楔状，横径大于前后径，从上到下逐渐增大，椎体与椎体之间呈椎间盘相连。

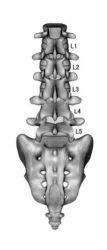

腰椎的长相也很有特点，第1腰椎和第2腰椎之间的横断面类似肾形，在第3腰椎或第4腰椎处过渡为椭圆形，到了第5腰椎则后缘中间比两侧稍隆起，呈橄榄形。

腰椎的椎弓包括上下关节突、棘突、横突、椎弓根、椎板，椎孔由椎体后方和椎弓围绕构成，分为椎孔矢径和椎孔横径。一般来说，只有第1腰椎的椎管中包容着脊髓，其他腰椎管中主要是脊髓分支出来的马尾神经丛，控制着人体的生殖系统神经和下肢运动神经，直接影响着小肠、大肠、肾脏、膀胱、子宫、泌尿系统等器官组织的功能状态。一旦腰椎受损，就容易发生与上述脏器相关的疾病。

腰椎间盘：腰椎灵活的秘密

我们都知道骨骼是硬的、脆的，它本身不能弯曲，想要自由地完成各种动作，就需要椎间盘的帮助。在所有椎间盘中，腰椎间盘的负担相对来说较大，活动性也较强，因此腰椎间盘比其他椎间盘更大、更厚、更强壮。但由于负荷重，腰椎间盘也是最容易出毛病的椎间盘，如果保养不当，很容易逐渐形成腰椎间盘突出症。

椎间盘里没有神经，所以就椎间盘突出而言，不会引起疼痛。但当椎间盘突出压迫神经根或脊椎时，就会使相应的组织出现疼痛，如腰疼、腿疼等。

第3腰椎，腰椎平衡枢纽

腰椎的五个兄弟中，老三的位置非常关键，因为第3腰椎的横突正好处于整个腰椎的中心，是调节腰椎活性的枢纽。腰椎的横突呈长而薄的外形，第3腰椎的横突较其他腰椎横突较长，是身体扭转和缓冲的重要地带，同时也是非常容易损伤的部位。

当腰腹部扭转幅度过大或受到外力撞击，腰腹部肌肉发生迅速、强力收缩时，横突末端受到的压力最大，从而容易损伤第3腰椎。第3腰椎横突上所附着的肌肉筋膜就容易被牵拉伤，引起局部组织的炎性渗出、充血、肿胀，继而发生滑膜、纤维组织、纤维软骨等的增生。如果不能得到及时、有效的治疗，还会引起该处附着肌肉撕裂、出血、瘢痕粘连、筋膜增厚疼挛，使血管神经束受摩擦、刺激和压迫而产生症状。腰椎中分布的神经直接影响着大肠、小肠、肾脏、膀胱、子宫、泌尿系统等器官功能的发挥，如果这些神经受到压迫，必然会影响这些脏器的功能。

> **温馨小贴士**
>
> 腰椎是脊椎中非常重要的组成部分，它不仅要承担上半身的重量，还要协调下半身的运动，其灵活性仅次于颈椎。即便其椎体相对比较强壮，但如果稍不注意，同样可能造成损伤。

你的腰椎还好吗

腰腿疼痛麻木，是腰椎在呼救

腰腿疼痛是很常见的症状，大约80%的人都有过腰痛的经历。对大多数人而言，出现腰疼、腿疼后，往往会采取自行买膏药贴上，或买点止痛药的做法，很少有人想过是腰椎出了问题。

腰椎间盘突出严重时会挤压神经根，引起腰痛合并下肢的后外侧酸、麻、痛，白天腰部承受的重量较多，活动比较频繁，会不断加剧腰痛，而经过晚上的休息，椎间盘又稍稍复位，压迫神经的压力便会减轻，疼痛感也相应地减轻。所以，腰椎病患者常常在

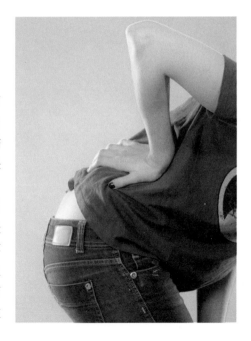

早晨疼痛感不明显，而在中午以后疼痛感会逐渐加重。

一般根据腰椎间盘突出病情的发展，腰腿的感觉可分为以下四个阶段：第一阶段，一般会出现烧灼感，用手指轻轻触碰，有火辣辣的感觉，这是神经过敏引起的；第二阶段，皮肤的感觉会转为迟钝，感觉皮肤变厚；第三阶段，通常会感觉麻木；第四阶段，则会转为感觉缺失。

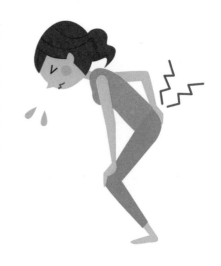

温馨小贴士

腰腿疼痛的患者平时可以多揉揉委中穴（位于窝横纹的中点处），具有舒筋通络、活血散淤的功效，能有效缓解腰腿疼痛。

女性屁股痛，最好查查腰椎

有些女性经常莫名出现屁股痛，到医院一检查发现根源并不在屁股上，而是坐骨神经受到压迫引发的疼痛。

媛媛在一家设计公司上班，每天的工作就是坐在电脑前画图。她十分注重形象，不仅穿着得体，而且喜欢穿高跟鞋。经过不懈努力，短短几年时间，她就从一个普通的小职员做成了部门经理。本来事业一帆风顺的媛媛可以让自己适当放松一下了，可是一天午饭后，她突然感觉右侧臀部剧烈疼痛，于是她赶忙起身，可右侧的腿和脚出现麻木。同事连忙将媛媛扶到休息室，让她躺下休息了一会儿，臀部的疼痛有了明显好转。自此以后，屁股痛总是来光顾媛媛，有的时候晚上竟然疼得睡不着觉。到医院一检查，原来是坐骨神经痛。

其实，像媛媛这样因久坐、坐姿不当，加上长期穿高跟鞋而导致坐骨神经痛的患者并不在少数。

坐骨神经是我们人体内最长的一根神经，人体左右各有一根。它从腰椎段的神经根发出，然后向大腿后方、小腿和足部延伸。现代女性因工作需要，长期久坐，会加重腰椎的负担，另外女性穿高跟鞋时，重心前倾，脊椎的力学结构发生改变，会加重腰椎间盘的压迫和磨损，易引发腰椎间盘突出。腰椎间盘突出后就会压迫坐骨神经根，引起充血、水肿或粘连等病理变化，疼痛感会沿腰部经臀部向大腿后方放射，直至小腿和足部，有时会出现麻木感。

当女性出现臀部疼痛时，决不能忽视，因为这可能就是腰椎间盘突出的早期信号。经常坐办公室的女性，应注意保持良好坐姿，可以在椅子后面放一个靠垫来支撑腰部，每天工作一段时间最好起来活动一下，放松放松脊椎。少穿高跟鞋，不得不穿时，高跟鞋的高度最好不要超过4厘米，且千万不要穿着高跟鞋快跑或跳舞，以免对腰椎造成损伤。

孕期腰痛，不可忽视腰椎错位

很多孕期和产后的女性会出现腰痛，这是为什么呢？因为随着腹中胎儿的不断发育，孕妇腰腹部承受的负担也随之增大，腰椎向前拉伸，容易引发错位。另外，孕妇在怀孕末期，体内会分泌较多的孕酮和松弛肽这两种激素，会使骨盆和腰椎的韧带松弛，如果姿势不当，也容易引发腰椎错位。而坐月子时，韧带还处于一个相对松弛的状态，如果经常弯腰、久坐或不良的哺乳姿势，都可能引发腰椎关节错位。

近年来，在孕期和产后出现腰痛的女性越来越多，这与平时生活中"久坐少动"有关。"久坐少动"容易导致腰部的肌肉力量减弱、关节的稳定性下降，所以女性在孕前就要开始重视自己的腰椎保养。

月经不调，可能是腰椎在捣乱

上班族女性出现月经不调的人越来越多，诱发月经不调的原因很多，如精神紧张、饮食不节、生殖系统疾病等，其中腰椎间关节错位也是导致月经不调的重要原因。

第1腰椎到第4腰椎控制着通往子宫和卵巢的神经，它们负责调节月经生理活动。一旦出现错位，很容易压迫刺激这些神经，出现自主神经紊乱，导致月经不调。如果女性朋友的月经不调久治不愈，应该检查一下自己的腰椎，平时应注重腰椎的保养。

腰椎错位，膀胱、前列腺被连累

支配膀胱的自主神经主要分布在T12到L5之间，当这段脊椎的椎间关节发生错位时，膀胱会受到刺激，导致膀胱功能障碍，出现间歇性不自主排尿，患者完全没有感觉，有时则会导致尿潴留、充盈性尿失禁。

前列腺属于性分泌腺，有内外双重分泌功能，为男性所特有。前列腺疾病是由于肾和膀胱功能减退引起的，支配肾脏和膀胱的神经位于胸椎底端和腰椎，腰椎关节错位直接影响肾脏和膀胱的健康，继而会出现排尿困难、腰痛等前列腺疾病症状。

测一测，你的腰椎健康吗

"经常"为0分，"偶尔"为3分，"很少"为5分，将选择的分数相加。

请回答下列问题	测试结果		
	经常	偶尔	很少
1.　腰疼，有时腰部疼痛会放射至下肢？			
2.　下肢和会阴有时会出现麻木的感觉？			
3.　间歇性跛行，走路时出现腰部酸、麻、痛，导致难以继续行走，休息一会儿后可继续正常行走？			
4.　月经不调？			
5.　正常夫妻生活后，未采取避孕措施却久久不孕？			
6.　男性性欲减退、阳痿？			
7.　尿频、尿急、尿失禁？			
8.　没有受伤的情况下，膝盖、踝骨关节肿痛？			
9.　习惯用一侧手拿东西，换了另一只手会感觉不习惯？			
10.　感觉一条腿比另一条腿长？			
11.　鞋底磨损不一致，其中一只磨损更严重？			
12.　便秘或腹泻？			
13.　腿脚怕冷？			
14.　喜欢穿露脐装、露腰装？			
15.　喜欢穿高跟鞋？			
16.　做家务时过度用腰？			
17.　上班时以坐为主，且久坐不动？			
18.　搬、抬、提重物？			
19.　长时间开车，并且运动量不足？			
20.　过量吸烟、饮酒？			

评分标准：0~59分：腰椎的健康状况欠佳，可能患有严重腰椎病。　60~79分：腰椎处于不健康的状态。
80~89分：腰椎基本健康。　90~100分：腰椎处于良好状态，健康。

注：如果测试结果低于80分，请及时到正规医院就诊，通过进一步的检查确认是否患有腰椎病。

这样做，腰椎不生病

几个小习惯，养护腰椎效果好

　　养护腰椎其实并不难，大多数腰椎疾病主要是由于不良习惯造成的，只要养成良好的生活习惯，就能最大程度保证腰椎的健康。

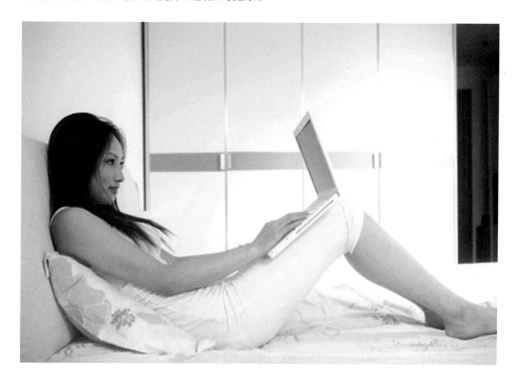

腰部保暖不可少

　　现代女性喜欢穿露脐装，这就给风寒湿邪提供了入侵的机会。风寒湿邪可导致腰部血脉不畅，从而出现下肢麻木、痉挛、疼痛、乏力等症状。尤其是腰椎疾病者，腰部受到风寒湿邪的侵袭，势必会加重症状。

半躺、久坐不可取

　　很多人都有睡前半躺着玩手机的习惯，虽然感觉很舒适，但对腰椎的损害无疑是极大的。人呈半躺姿势时，腰椎缺乏足够的支撑，会导致原有的弧度被改变，上半身的重量全部压在腰椎上，让椎间盘所受的重力不断增大，易诱发腰椎间盘突出。另外，呈半躺姿势时，肌肉和韧带处于松弛状态，失去了原有的固定作用，脊椎的生理曲度容易发生改变，导致脊椎变形。

对于腰椎而言，人平躺时，腰椎承受的压力最小；站立时，脚部也会起到支撑作用，能在一定程度上减轻腰椎的负担。而坐姿时，腰椎承受的压力是平躺姿势的6倍，如果上半身长时间前倾，那么腰椎承受的压力则是平躺姿势的11倍。

所以，要想保护腰椎就要避免久坐，并且要采取正确的坐姿，使腰椎保持正常的生理曲度。坐硬背椅子，同时在背部下方放置一个靠垫，可使腰椎保持生理曲度。

和舒适软床说拜拜

睡觉时，腰椎的负荷较小，能让劳累了一天的腰椎得到适当休息和调整，而床垫的选择起着十分关键的作用。生活中，许多人喜欢睡软床，可是睡醒之后，常会感觉腰酸背痛，这是为什么呢？因为人在睡软床的时候，身体陷在垫子中，腰椎不能维持正常的生理曲度，腰部肌肉张力较大、腰椎的负荷并未减轻，长期睡软床容易诱发腰椎间盘突出。

如果床垫过硬，会"硌"得骨头难受，影响休息，所以保护腰椎最好选择软硬适中的床垫，既能托住身体，放松腰部，又能维持腰椎的正常生理曲度。

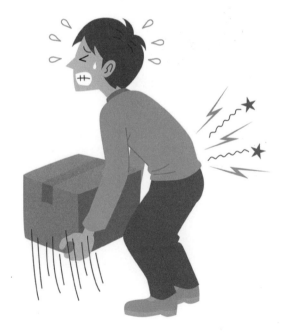

腰部扭伤要重视

腰部扭伤很常见，也就是我们俗称的"闪腰"，通常发生在突然、强烈地牵拉之后，容易导致肌肉筋膜、韧带等组织损伤。如果腰部扭伤没有得到及时治疗或治疗不彻底，时间久了还会造成劳损、突出、增生，导致严重的腰椎疾病。另外，腰部扭伤后最好休养几天，避免劳损进一步加剧。

搬抬重物时，腰椎突然承受较大的压力，如果用力不当或用力过猛，容易损伤腰椎。很多人在搬东西时，习惯性地弯腰搬，这就使腰椎承受极大的压力。正确的做法是，先蹲下来，将身体靠前，使重力分担在腿部肌肉上，再逐步加大用力，可防止腰部突然受力。

咳嗽最好叉着腰

人在咳嗽或打喷嚏时，腰部的肌肉会突然缩紧，就会挤压腰椎的椎体和椎间盘，此时易使腰椎受伤，而咳嗽时用双手叉腰有助于稳定腰椎。

拒绝腰痛，跟香烟说再见

我们都知道吸烟伤肺，但却很少有人知道吸烟还会损伤腰椎。吸烟虽然不会直接引起腰痛，但其通过对血液、骨骼等的影响，可以间接导致腰椎出问题。首先，香烟燃烧时产生大量有害物质（如尼古丁），进入人体血液后会使血管收缩痉挛、口径变细，从而减少对腰椎间盘的供血量，易导致椎间盘过早衰退。另外，烟雾中的一氧化碳能将红细胞中的氧气置换出去，使腰椎间盘本来就不多的营养变得更少，从而加剧腰椎退化。长期吸烟，还会诱发咳嗽、咳痰，使腹压迅速增加，加速椎间盘退化，易诱发腰椎病。因此，为了健康及腰椎着想，请立即跟香烟说再见。

控制体重，为腰椎减负

腰椎间盘突出症以中老年人为主，但一些年轻人也深受此病的困扰。医学专家研究发现，这些年轻的腰椎间盘突出症患者大多是体型偏胖、块头较大者。

16岁的壮壮是一个名副其实的胖墩，平时不爱运动。一天，他在奶奶家帮助搬重物后，感觉腰部疼痛难忍，家人立即陪他去了医院。检查发现，壮壮的腰椎间盘有两节突出，并且这两节椎间盘内的髓核也被压迫出来了。

腰椎负担着人体60%的重量，体重直接影响腰椎的负重，一个体重60千克的成年人与一个体重90千克的成年人的腰椎大小其实相差无几，但腰椎的负重却相差约15千克，相当于后者在腰上缠了个15千克的沙袋，其腰椎有多累可想而知。

想要控制体重，一定要做到管住嘴、迈开腿，平时养成良好的饮食习惯，一日三餐定时定量，远离垃圾食品，同时每周至少健身4次，每次不少于30分钟。

有益腰椎的小按摩

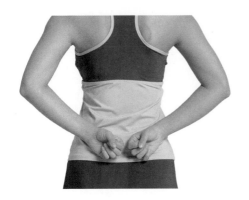

捶腰骶

　　取站姿或坐姿，两手握成拳状，置于腰骶处，以拳背有节奏地敲击腰部脊柱两侧到骶部，左右各36次。

按揉命门穴

　　右手握成拳状，用食指关节突出的部位置于命门穴（位于腰部，当后正中线上，第二腰椎棘突下凹陷处，与肚脐相对）上。先顺时针按揉9次，再逆时针按揉9次，反复共36次。

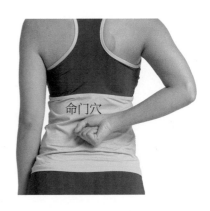

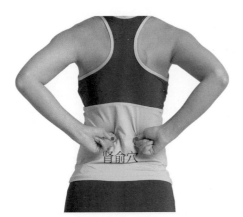

按揉肾俞穴

　　两手握成拳状，用食指关节突出的部位置于肾俞穴（位于第二腰椎棘突旁开1.5寸处）上。先顺时针按揉9次，再逆时针按揉9次，反复共36次。

经常做做"腰背操"

旋转腰臀

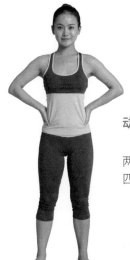

动作1

两腿分开与肩同宽，两手叉腰，大拇指在前、四指按在两侧肾俞穴处。

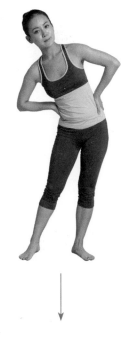

动作2

先顺时针旋转腰臀9次，再逆时针旋转腰臀9次，分别做4组。

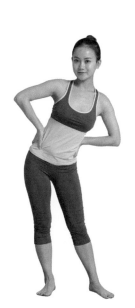

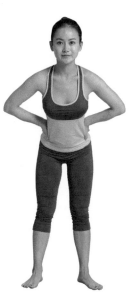

小燕起飞

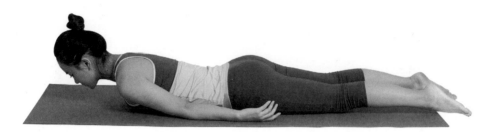

动作1

俯卧，腹部紧贴地面，将头部和胸部稍微抬起。

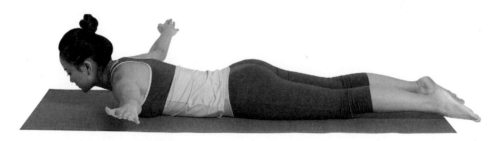

动作2

双臂伸直，向两侧展开，两腿并拢后伸直。

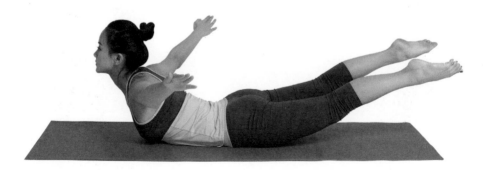

动作3

将头部、胸部、四肢同时尽力向上抬起，至极限处保持5~10秒，重复20次。

骨盆，根基好脊椎才会好

有关骨盆，你了解多少

尾椎和骨盆密切相关

尾椎——人类进化后的"尾巴"

尾椎是人类进化后"尾巴"所残留的部分，它位于骶骨下方，是脊椎最尾端的部位，由3~5节退化的椎骨结合而成。除了骨与尾骨的韧带及其他小韧带附着在上面外，部分臀大肌也附着在其上，这也是尾椎病患者时而感觉臀部不适的原因。

尾椎可单独发生旋转、侧摆、半脱位等方式的移位，也可与骶椎一起进行俯仰、旋转、侧摆等动作，所以尾椎的错位常常和骶椎联系在一起。

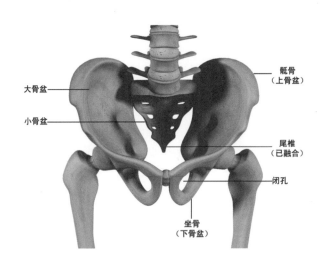

骨盆——生命的发源地

骨盆是人体非常重要的部位，经自然分娩的新生命都需要经过骨盆这一神秘地带。骨盆是由骶骨、尾骨和左右两块髋骨构成，每块髋骨又由髂骨、坐骨及耻骨融合而成。骶骨由5块骶椎合成，尾骨由4~5块尾椎合成，其上缘与骶骨相连形成骶尾关节，这个关节有一定的活动性。在骨盆后方，骶骨又与两侧的髂骨相连，形成骶髂关节。另外，自骶骨背外侧面发出两条坚强的韧带，分别称为骶结节韧带及骶棘韧带。

前面我们了解到尾椎的错位可能会牵连骶椎，而骶椎又是骨盆的结构之一，所以尾椎的错位又会间接影响整个大的骨盆错位。但如果是骨盆的其他结构发生错移位，而骶椎、尾椎正常，尾椎只是随着骨盆发生移动，那么单独讲尾椎移位就没有意义。所以，只要对骨盆中相应的错位结构进行纠正，尾椎也会随之恢复正常。

假骨盆和真骨盆

以耻骨联合上缘、髂耻缘及骶岬上缘的连线为界，可将骨盆分为假骨盆和真骨盆。假骨盆又叫大骨盆，位于骨盆分界线之上，它与产道无直接关系，但能支持妊娠时增大的子宫；真骨盆又叫小骨盆，位于骨盆分界线之下，是娩出胎儿的重要通道。

骶骨就像"拱顶石"

骶骨在骨盆中起着非常重要的作用，骨盆之所以能承担整个上半身的重量，并协调腿脚的灵活运动，主要靠的就是骶骨。骶骨呈三角形，两边的髂骨轻轻托住其骶髂关节周围的韧带，保证骶骨处于正确位置。当身体的重量压在骶骨上时，骶骨就会对两边的髂骨产生压力，重量越大、压力越强，韧带绷得越紧，关节就压得越紧，能保证整个结构的稳定性。骶骨在人体中就像拱顶石一样，是整个骨盆结构中关键的一块。

男女骨盆大不同

就骨盆而言，男女差别很大。由于生理功能不同，男性和女性的骨盆呈现出各自的特点，男性的骨盆坐骨较小，女性的骨盆坐骨较大，因此出现男性骨盆窄且深、女性骨盆宽且浅的特点，男性的骨盆看起来像个倒三角形，女性的骨盆则像正三角形。

脊椎是大厦，骨盆是基石

如果说脊椎是一座大厦，那么位于最底端的骨盆就是这座大厦的基石。骨盆不属于脊椎，却是脊椎最坚固的地基。骨盆的形状不是一成不变的，如果长期姿势不当，很可能导致骨盆倾斜、扭曲、变形，进而诱发一系列腰腿部疾病。另外，如果骨盆这块地基发生倾斜、旋转，那么它上面的腰椎就会随之发生旋转或偏移，容易诱发脊椎侧弯症。脊椎侧弯后还会压迫神经，使相应的肌肉、关节和脏器出现功能障碍。

从整个身体来看，骨盆位于人体的正中央，对人体的整个骨架都起着支撑和平衡的作用。骨盆不仅支撑着人体上半身的重量，同时也连接着下半身的活动。骨盆变形还会影响下半身的血液循环和新陈代谢，进而影响骨盆内部的生殖器官。

骨盆变形，百病丛生

大多数人对骨盆的认识都和生宝宝有关，其实不管是中医还是西医，都非常重视骨盆的作用。那么，骨盆为什么如此重要，它里面藏着哪些宝贝呢？

骨盆的盆腔中藏着人体的子宫、卵巢、输卵管、阴道及邻近的输尿管、膀胱、尿道和直肠等器官。这些人体的生殖和泌尿器官，对人体起着十分重要的作用。骨盆对女性而言尤其重要，可以说关系着女性的健康和美丽。如果骨盆变形，就会影响子宫和卵巢的功能，破坏内分泌平衡，血液循环和新陈代谢减慢还会使下半身堆积难看的赘肉，严重的还可能影响生育。

盆腔内的神经和血管，它们向上能滋养腹腔、胸腔、大脑等部位中的组织和器官，向下可以支配腿脚的活动。如果骨盆变形，压迫神经，不仅会导致腰酸背痛，还会影响相应器官和组织功能的发挥。如果骨盆倾斜，压迫血管，会阻碍正常的血液循环，容易产生畏寒怕冷、慢性疲劳等不适。

健康的骨盆起着承托内脏的作用，能保护各脏器的正常运转。如果骨盆变形，支撑盆腔内脏的韧带松弛，就起不到承托内脏的效果，易出现器官脱垂，还可能导致尿频、便秘、盆腔炎、月经失调、腹痛等症状。

> **温馨小贴士**
>
> 可别小看骨盆这只小"蝴蝶"，它的变化可能会对你的身体产生"蝴蝶效应"。特别是长期久坐不动的上班族女性，由于骨盆周围肌肉活动量少，容易紧绷形成硬块。因此，平时工作一段时间后，最好站起来稍微活动一下。

你的骨盆还好吗

身材走样，或许原因在骨盆

骨盆是人体的中心，当骨盆发生偏移后，腰腹部的核心肌群就无法前后平衡，容易导致体型失衡、身材走样。

过分翘臀，是骨盆前倾

翘臀是很多女性追求的理想体型，但过分翘臀就要警惕骨盆出现前倾。骨盆前倾是骨盆疾病中极为常见的一种，骨盆前倾时也会带动腰椎和臀部向前推，这样就会使上腹部和臀部突出，从侧面看体型会呈明显的S型，但这种姿势违背常态。腰椎长期前倾会改变腰椎正常的生理曲度，容易产生腰酸背痛、腿痛麻木等不适。

骨盆前倾容易发生在习惯穿高跟鞋的女性身上，穿高跟鞋时为保持身体平衡，腰部需要承担较大负担，长此以往容易导致骨盆前倾。

高低肩膀，是骨盆侧倾

骨盆侧倾也比较常见，通常表现为身体左右两侧不同，如高低肩、长短脚、高低臀等。骨盆侧倾的人在走路的时候，重心会不自觉地偏向一侧。如果骨盆发生右倾，那么走路时，右腿的发力较多。反过来讲，长期一侧用力也容易导致骨盆侧倾，如经常单肩背包、跷二郎腿或惯用单手打球者。

另外，一些外力因素（如跌伤等），也会引起骨盆侧倾，骨盆周围的组织为了保护骨盆就会不断增厚以包覆腹部和臀部。所以，骨盆侧倾者除了身体两侧不一致外，下腹部也较大，能看出身材明显走样。

不自觉驼背，是骨盆后倾

骨盆与腰椎的连接存在一定的弧度，而骨盆后倾会拉伸原有的弧度，使腰椎和骨盆之间比较平直（在一条直线上）。这样人就会不自觉地驼背、颈椎向前推，同时臀部扁平、下巴向前推。骨盆向后倾，还会使腰间的肌肉承受不必要的压迫，出现断断续续的疼痛。

骨盆后倾最容易找上喜欢躺在沙发上看电视的人，这个姿势会让腹部肌肉失去力量，看似舒适的姿势却会为骨盆后倾埋下隐患。

腰椎弯曲，可能是骨盆有问题

我们已经知道，骨盆歪斜可能会引起腰椎歪曲，对于这种情况如果光矫正腰椎，效果往往不佳。

艾米是一个美国留学生，半年前在外出的路上，她不小心被一辆自行车撞倒了，当时没觉得有什么不适，也就没太在意。可是，最近艾米总感觉腰部酸痛，于是找了一位按摩师看看，结果说艾米这是腰椎弯曲过度。调理一段时间后，艾米的腰部酸痛得到了缓解，却无法彻底好转。后来，艾米在按摩师的建议下到医院诊治，发现确实是腰椎弯曲过度，但其根源却在于骶髂关节错位。

那么，为什么骶髂关节错位会引发腰部酸痛呢？骶髂关节错位会导致骨盆倾斜过多、弯曲过大，腰椎自然也会跟着弯曲。当腰椎弯曲过度时，会形成塌腰，塌腰后腰椎的承重能力下降，严重时躺着都会出现腰部酸痛。所以说，艾米这种情况的根源在于骨盆出了问题，如果单纯地治疗腰椎弯曲过度、塌腰或胸椎弯曲、驼背等情况，一般无法取得良好的治疗效果。正确的正脊方法是把骶骨下部轻轻向前推，让倾斜的骶骨上部慢慢正过来，那样腰椎弯曲过度、塌腰等情况便会自然好转，腰部酸痛的问题也会得到根本改善。

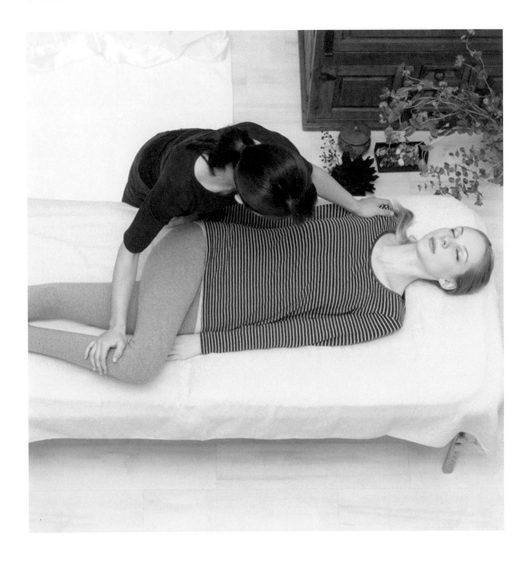

测一测，你的骨盆健康吗

请回答下列问题	测试结果		
	经常	偶尔	很少
1. 坐骨神经痛？			
2. 臀部疼痛？			
5. 腰部下面两侧明显不同，一侧胖，一侧瘦？			
4. 腹部两侧肌肉不同，一侧腹部明显突出？			
5. 下半身有赘肉，腰部松弛？			
6. 臀部变大？			
7. 两侧臀部大小不一致？			
8. 臀部特别翘，腰部后面弯曲度特别大？			
9. 喜欢穿高跟鞋？			
10. 喜欢跷二郎腿？			
11. 喜欢跪坐在地上？			
12. 喜欢睡过软或过硬的床？			
13. 喜欢穿矫形内衣？			
14. 以前身材很好，最近差了很多？			
15. 阴阳脚，即左右脚踝倾斜的角度不一样？			
16. 久坐不动？			
17. 腰痛？			
18. 被妇科病困扰，如月经不调？			
19. 烦躁、厌食、失眠等？			
20. 性功能下降？			

"经常"为0分，"偶尔"为3分，"很少"为5分，将选择的分数相加。

评分标准：

0~59分：骨盆的健康状况欠佳，可能患有严重的骨盆疾病。　60~79分：骨盆处于不健康的状态。

80~89分：骨盆基本健康。　90~99分：骨盆处于良好状态，健康。

注：如果测试结果低于80分，请及时到正规医院就诊，通过进一步的检查确认是否患有骨盆疾病。

这样做，骨盆不变形

产后要关好骨盆之门

对于女性来说，骨盆最重要的作用就是孕育及分娩宝宝。怀孕末期，孕妇体内会分泌孕酮和松弛肽这两种激素，能使骨盆的韧带松弛，使骶髂关节轻度移位，带动耻骨联合的分离，从而使骨盆松弛，为顺利娩出胎儿做好准备。

骨盆的张开有利也有弊，它对新妈妈健康的影响很大。产后，骨盆不会迅速愈合，新妈妈需要好好休养一段时间，让骨盆逐渐恢复到原来形态。如果骨盆恢复不佳，导致骨盆歪斜，会压迫盆腔、神经和血管。骨盆张开时，风寒湿邪容易趁机侵入盆腔，侵袭盆腔中的器官和组织，而随着身体的恢复，骨盆逐渐关闭，风寒湿邪就会停留在盆腔里，易引发一系列疾病。那么，产后该如何保养骨盆呢？

不要过早下地

产后最好卧床休息，不要从事体力活动，以免造成子宫脱垂。一般来说，产后一个月后可以做些简单的家务，但不宜用单手提东西或拖地，以免引起骨盆斜倾。

避免不良姿势

新妈妈在喂奶或休息时，要避免不良姿势，要轮换两侧喂奶，背后最好靠一个枕头，来减轻腰椎的负担。新妈妈还要避免久坐，以免加重腰椎和盆腔的负担。另外，新妈妈也要不断变换躺着的姿势，以免长期仰卧导致骨盆后倾。

避免受风着凉

新妈妈坐月子时，一定要做好防寒保暖，最好穿长衣长裤，冬季盖上厚被子，夏季最好不要开空调、电扇。如果暑热难忍，可适当开风扇，但要避免直吹。

加强骨盆锻炼

新妈妈可以根据自己身体的恢复情况，适当进行骨盆锻炼，有助于加强盆腔中的血液循环，促进骨盆恢复。

戒掉让骨盆歪斜的坏习惯

由外力导致的骨盆歪斜占的比重较少，更多的是由于长期不良姿势造成的。俗话说"水滴石穿"，日常生活中很多不经意的小动作，对骨盆的伤害不容小觑，如果长期不以为意，除了会引发腰酸腿痛外，还会威胁你的身体健康。

翘二郎腿、习惯性驼背

有的人习惯翘二郎腿，尤其是在办公室里可能一翘就是半天，这样两腿一高一低也会带动两侧骨盆受力不均，使骨盆歪斜。如果不翘就感觉浑身不好受时，很有可能骨盆已经出现了歪斜。还有的人习惯性驼背，这样会带动骨盆向后拉伸，容易形成骨盆后倾。所以，要想骨盆正，就要改变生活中这些不良的习惯。

长期单侧用力

长期单侧用力，如习惯用同一个肩膀背包，习惯用一只手按鼠标，或突然用单侧手提重物等，都会牵拉同侧的骨盆肌肉，容易使骨盆倾斜。所以，生活中我们要掌握平衡之道，最好两侧轮换用力。

睡觉一个姿势

有的人睡觉时很老实，睡前什么姿势，睡醒后还保持什么姿势，其实这样对骨盆的健康不利。睡觉是骨盆休息的最佳时机，睡觉时翻身，身体会自然地矫正骨盆的位置。

生活无规律、压力大

现在很多人的生活缺乏规律性，会导致生物钟紊乱，机体的代谢能力下降，容易造成骨盆闭锁。而工作、生活压力过大，身体疲劳，则会让骨盆有向外扩张的倾向。

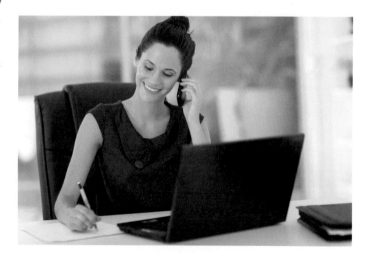

经常做做"骨盆操"

拱桥操

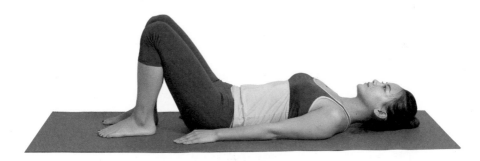

动作1

    仰卧在垫子上，双手自然放在身体两侧，双腿稍分开，脚踩地面、向上屈膝。

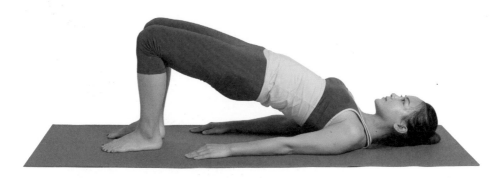

动作2

    双脚、双手、头颈、肩膀保持不动，将腰部、背部抬起，使身体成拱桥状，保持5～10秒，重复20次。

弓步操

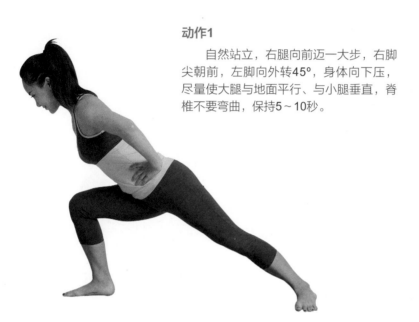

动作1

　　自然站立，右腿向前迈一大步，右脚尖朝前，左脚向外转45°，身体向下压，尽量使大腿与地面平行、与小腿垂直，脊椎不要弯曲，保持5～10秒。

动作2

　　换身体另一侧重复。左右各20次。

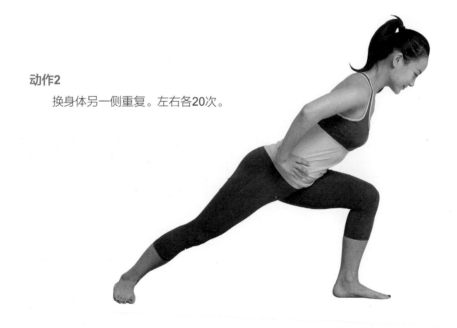

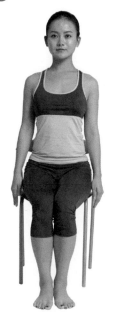

动作1

　　坐在椅子上，双脚并拢，双手自然放在身体两侧，目视前方，抬头、挺胸、收腹。

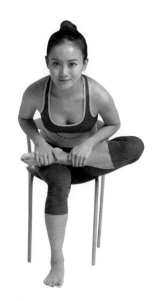

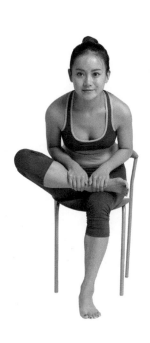

动作2

　　抬起左腿放在右腿上，双手抱住左脚，尽量将脚往里收，上半身压下去，挺直腰，抬头看前方，保持5~10秒。换另一侧重复，左右各20次。

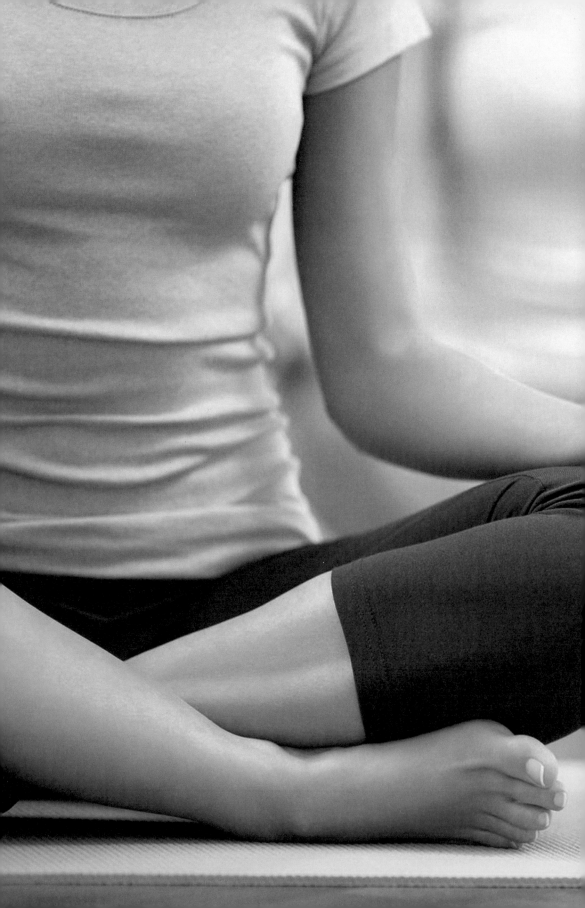

PART 03

养护脊椎，
姿势正确很重要

　　俗话说："站有站相，坐有坐相。"良好的站、坐、行、卧姿势，不仅让人看起来优雅、有精神，而且对脊椎健康非常有益，避免了因不良姿势造成的腰酸背痛、弯腰驼背、臀部下垂等问题。那么，你的日常姿势真的正确吗？

站——站得挺直，保持优美身姿

久站易伤骨

《黄帝内经》中说："久视伤血，久卧伤气，久坐伤肉，久立伤骨，久行伤筋。"其中，"久立伤骨"的意思是说，如果站得太久会损伤骨头。这句话从中医和现代医学上都能得到证实。

相信我们都有这样的感觉，长时间站立时，会感觉腰酸。现代医学认为，站立时需要骨骼、腰部和脊椎的支撑，所以脊椎就会感觉疲劳，腰会出现酸痛。从中医上来说，"腰为肾之府"，腰酸意味着肾出现疲劳，而"肾主骨"，肾劳累了，脊椎也会跟着受牵连。

所以，平时站立要适度，不宜久站，以免损耗骨骼。站立最好与坐、行轮换进行，让骨骼得到适当休息。

站姿不当伤脊椎

站，看起来似乎很简单，但事实上许多人根本不知道该如何站。比如，有的人站立时垂头驼背，缺乏精气神；有的人站姿歪斜，习惯靠墙，给人留下"软骨头"的印象；有的人站立时喜欢不断抖脚，或频繁换脚；有的人站立时喜欢探出脖子……这些姿势，想象一下肯定不美观，但或许这个没有"站相"的人就是我们自己。

脊椎是人体的中轴，支撑着人体上半身的活动，站立时脊椎起着非常重要的作用。如果站姿左歪右斜或前拉后伸，都会拉伸脊椎原有的位置，破坏脊椎原有的平衡，改变脊椎的生理曲度，导致脊椎不正。脊椎不正还会导致椎体间的软组织和肌肉疲劳或损害，容易引发背痛，严重的还可能压迫神经，引发一系列疾病。

站得优雅又省力

俗话说："站如松。"正确的站姿就是要像松树一样，挺拔起来。感受一下松树的英气，让自己的脚像松树一样稳稳地站立于地面上，就像松树的根紧紧地抓住泥土一样，这样人体的重量得以传达到脚部，可以减轻脊椎的负担。正确的站姿可以概括为：头正，腰直，肩平，挺胸，收腹。

具体动作

头正 两眼平视前方，嘴微闭，收颌梗颈，表情自然。

肩平 两肩平正，微微放松，稍向后下沉。

臂垂 两肩平整，两臂自然下垂，双手放于大腿两侧。

躯挺 胸部挺起，腹部往里收，腰部正直，臀部向内向上收紧。

腿并 两腿立直，贴紧，脚跟靠拢，两脚夹角成60°。

温馨小贴士

正确的站姿可以使脊椎保持正常的生理曲线，让全身重力均匀地从颈椎、胸椎、腰椎、骨盆传向下肢，再由下肢传至足部，不仅能彰显一个人的内在涵养，还能有效养护脊椎、预防脊椎病。

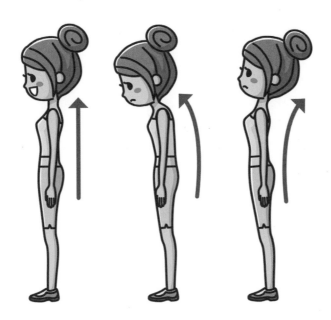

站姿要领

要平 头平正，双肩平，两眼平视。

要直 腰要直，腿要直，后脑、背、臀、脚后跟成一条直线。

要高 重心上拔，看起来显得高。

如何训练站姿

一种习惯养成后，很难改变，站姿也是如此。长期形成的不良站姿，很难通过一时的修正得到永久矫正。如果站得久一点，就可能又变成了原来的姿势。那么，有没有办法可以快速调整站姿呢？

站姿训练

靠墙练习：两腿距墙壁30厘米，身体向后靠住墙，使后脑、双肩、臀部、小腿紧靠墙壁，并由上往下逐步确认站姿要领，接着两腿慢慢回缩，使脚后跟贴墙，然后再往前一步，保持这个站立姿势。如果这个姿势感觉轻松舒适，说明你的脊椎处于健康状态；如果感觉某一侧或某一部位不舒服，可能是脊椎相应的位置出了问题，最好及时进行调整。

站立过程中还要注意以下要点：

☆ 男士双脚分开（与肩同宽）站立；女士脚跟并拢，脚尖分开不超过45°，两膝并拢。
☆ 直腰、收腹，使腹部肌肉有紧绷的感觉；收紧臀肌，使背部肌肉也同时紧压脊椎，感觉整个身体在向上延伸。
☆ 挺胸，双肩放松、打开，双臂自然下垂于身体两侧。
☆ 使脖子也有向上延伸的感觉，双眼平视前方，脸部肌肉自然放松。

乘公交，纠正脊椎不正

乘公交时，很多人是能坐着就不站着，认为站着比较累，坐着可以让身体得到休息。其实，站着比较累，大多是源于不良站姿，如果你的姿势正确，不仅会感觉比较轻松，还能顺便纠正脊椎不正。因为公交在行驶的过程中，会出现启动、停车、转弯等操作，身体会随之伸、拉、前后摆动，这样会充分拉伸你的脊椎，使脊椎恢复到平衡状态。

温馨小贴士

如果长时间站立，可以调整身体重心，使双脚轮流承受身体重量。但不能一腿弯曲、一腿直立，否则易给人懒散的感觉。当然，女士除双脚并拢的站姿外，也可以选择丁字步的站姿，这种站姿可以巧妙掩饰O型腿女士的缺点，使腿和脚看起来更加纤细。

坐——坐姿端正，脊椎不受压迫

坐姿时，脊椎负荷大

　　脊椎是人体最大的受力部位，而脊椎最大的受力部位是腰椎，尤其是坐姿的时候，椅子可以支撑躯体下半身的重量，那么上半身所有的负荷都会由腰椎来承担。在传统观念里，坐着等于休息，其实这样说并不正确，人呈坐位时，腰椎的负荷比站立时要大。身体的重心移向前方，骨盆后倾，腰椎前凸消失，会增加腰椎间盘的压力，容易引起腰椎间关节错位。所以，通常情况下，经常久坐不动的人，腰椎错位的可能性更高。

　　研究发现，绷直背部的坐姿脊椎承受的压力是110（自然站立脊椎负荷指数为100）；而身体向前倾斜20°，腰椎的负荷是体重的3倍。有的人在坐的时候，常常不自觉地把椅子翘起来，感觉这样比较舒服，可以减轻背部的压力，其实这就是身体为维持腰椎正常的生理曲度而做出的反应。

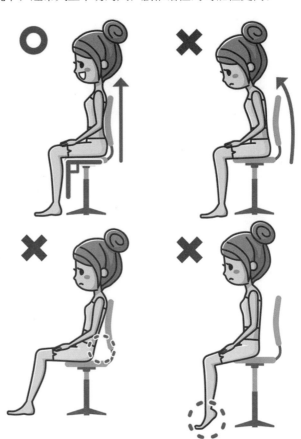

坐姿不当伤脊椎

　　如今，人们坐着的时间越来越多，很多人坐着的时间甚至超过了睡眠时间，学习的时候坐着，上班的时候坐着，吃饭的时候坐着，看电视、打游戏的时候坐着，出去玩也要坐车，还是离不开坐着。这意味着如果坐姿长期不正确，对脊椎将产生巨大伤害。

很多人开始工作时，姿势端正，可是过不了多久，一投入到忙碌的工作中，身体就会不自觉地前倾或弯腰，这个姿势由于腹肌不需要用力，背部的肌肉必须用力牵拉上半身，腰椎的负荷会明显加重。如果平时不注意养护脊椎，经常伏案工作、久坐不动、弯腰驼背、喜欢跷二郎腿等，那么招来脊椎疾病只是迟早的事！

坐姿舒服效率高

很多人一坐就喜欢瘫在椅子上，认为这样才舒服。其实，这多是由于躯干部位肌力不足造成的，并不是最舒服的姿势。最舒服的坐姿，也是最正确的坐姿，是坐在坐骨上，坐骨位于髋骨的后下部。当我们坐在坐骨上时，骨盆是居中平衡的，连带着腰椎、胸椎等都能处于一个平衡的位置。另外，坐在坐骨上，坐骨会承担一部分上半身的力量，可减轻腰椎的负荷。保持正确的坐姿，还要注意以下几点：

具体动作
☆ 两腿自然并拢，大腿与小腿保持90°。
☆ 腰部挺直，与大腿保持90°。
☆ 两肩自然下垂，上臂贴近身体。

坐姿要领
要直 腰挺直，脖颈挺直，上半身呈一条直线。
要平 眼睛平视前方，左、右大腿大致平行。

温馨小贴士
良好的坐姿离不开一把合适的座椅，椅子不宜太软，坐下时臀部能把椅子坐满，使腰背部紧贴椅背；其次，一个舒适的靠垫能起到支撑腰椎的作用。如果不得不前倾工作时，最好把椅子向桌子拉近。

不同情况的坐姿调整

除了工作、学习外，我们还有很多时间处于坐着的状态。那么，不同的情况下，坐姿应该注意哪些方面呢？

如何坐在床上

睡前坐在床上聊天或看会电视，是一个难得的放松时刻，身心可以放松，但坐姿千万马虎不得。北方人喜欢盘腿坐，这种坐姿容易使上半身前倾，给腰椎带来压力。还有的人喜欢歪靠在枕头或墙壁上，这样虽然感觉舒服，却容易造成脊椎变形。最好在腰背部加个靠垫，并且靠墙坐着，或一条腿伸直，另一条腿弯曲，这样能将盘腿坐姿对腰椎和颈椎的伤害降低。

开车如何坐

开车时，人们的注意力比较集中，头部容易前伸，会带动上半身前倾，这样势必会增加脊椎的负荷，其中对颈椎和腰椎的损害较大。所以，开车时切忌"猫腰"，并将驾驶座和方向盘间距调整适当。

开车过程中，人被限制在一个狭小的空间内，活动性降低，脊椎容易感觉僵硬、酸痛，最好每隔1小时就活动一下身体，下车走动一会儿。如果条件允许，最好在座位上做一些臀部交替抬起的动作。

旅行如何坐

旅途中乘坐长时间的车，很多人都会感觉腰酸背痛，这不仅是由于长时间坐着，脊椎压力过大引起的，而且由于火车和汽车在行驶过程中会对脊椎产生连续不断的冲击，也会加重腰痛感。所以，在长途旅行中，最好时不时地活动一下脊椎，避免脊椎僵硬。另外，最好不要坐着打瞌睡，这样容易引发脖子痛，尤其是车在行驶的过程中，容易颠簸牵拉颈椎。

那么，坐飞机时，比较平稳，椅背靠后，是不是不会伤害脊椎呢？当飞机的飞行高度达到9000米以上时，机枪内的气压会维持在2000米高度的气压，髓核向外突出的力量比地面时要大，这就意味着纤维环要承受较大的张力，这对脊椎也是个不小的考验，如果此时姿势不良，还会牵拉纤维环。因此，即使是乘飞机时，坐姿也不能放松。

行——行得安稳，远离含胸驼背

走路太早，脊椎遭殃

新生儿的脊椎非常柔软，一般到9个月时，宝宝开始学走路。宝宝学习走路的过程，会强化腰椎的力量，形成第3个生理曲度——腰椎前凸。如果过早地让宝宝学习走路，不仅会加重宝宝脆弱的腰椎的负担，影响正常生理曲度的形成，还会压迫腿部的骨骼，容易形成"X"型或"O"型腿，严重的还可能引发疲劳性骨折。

所以，家长一定不要过早地让宝宝学习走路，比其他宝宝早几天或晚几天学会走路，其实并没有多大差别，若为此损害了宝宝的脊椎，那才是得不偿失。需要注意的是，宝宝在学习走路的过程中，家长一定要用双手托住宝宝的手臂，支撑宝宝上半身的重量，并且要注意走路时间不宜过长，让宝宝走一会就休息一会，宝宝不愿意走的时候千万不要勉强宝宝。上班族若没有时间照顾宝宝，最好将这些要领告知照料者。

行走不当，脊椎受累

走路人人都会，但不一定所有人都走得对。也许你要反问：走路有什么对不对的，能走到目的地不就行了？这种观念不可取。正确的走路姿势可以养护脊椎，错误的走路姿势则易伤害脊椎。

生活中，常常见到有人低着头走路，时间长了就会使颈椎因过于拉伸而受损；走路时含胸驼背，容易改变胸椎正常的生理曲度，增加腰椎的负担，还可能导致骨盆后倾，进而引发一系列身体不适；还有的人走路时外八字、内八字，这些会影响骨盆的位置，骨盆倾斜也会造成腰椎倾斜或偏移……不良的行走姿势，会影响颈椎、胸椎、腰椎和骨盆的健康，日积月累会造成严重的脊椎病。

那么，如何判断一个人走路的姿势是否正确呢？最简单的方法就是观察鞋底，走路姿势正确，鞋底的磨损分布均匀，如果走路姿势不正，就会导致双脚对地面产生不同受力，鞋底各处的受损程度不同。

走得安稳又轻松

有的人走不了几步，就感觉气喘吁吁，认为走路是一项耗费体力的活动。排除体质差的因素外，没有掌握好走路要领也会导致越走越累。那么，什么样的走路姿势才最正确呢？

正确的走路姿势可以概括为：抬头，挺胸，收腹，以腰为中心，甩臂，脚跟先着地。

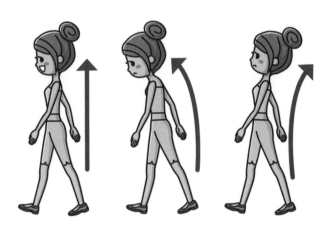

具体动作

抬头　两眼平视前方，不要低头。

挺胸　保持背部和腰部在一条直线上，犹如一棵大树。

收腹　两肩放松，收起腹部，保持自然呼吸。

以腰为中心　以腰为中心，向下带动大腿、小腿和脚，向上带动背部和双臂。

甩臂　腰部带动两臂自然地前后摆动。

脚跟先着地　脚落地时应脚跟先着地，然后是整个脚掌，保持脚尖向前，避免内外八字。

走姿要点

上体伸展　挺直脊椎、下巴前伸，略微抬头、两肩向后舒展，能感觉胸腔和腹部很舒服。

膝盖伸展　如果膝盖是弯的，腿部只有一部分肌肉起作用，容易疲劳，伸直膝盖既能保持上体端正，也能提高速度。

温馨小贴士

不要担心走路快会伤害脊椎，其实快步走是养护脊椎的好方法，有助于脊椎维持正常的生理曲度。

卧——卧睡得舒适，关键是选对姿势

睡好觉，养好脊椎

脊椎和人体的其他器官一样，劳累了一天都需要进行适当休息，需要一个良好的睡眠。人在躺着时，脊椎只承担着人体25%的压力，相比其他姿势来说，脊椎更为轻松、舒适，并且人的一生中约有1/3的时间是在睡眠中度过，因此，睡个好觉对脊椎的养护起着至关重要的作用。相反，脊椎健康也是保证优质睡眠必不可少的条件，如果脊椎不适，出现肩膀疼痛、腰酸背痛等症状，就会影响睡眠质量。

睡姿不当，脊椎变形

研究发现，睡眠姿势不当也容易对脊椎造成伤害。生活中，很多人醒来后，不是感觉神情气爽、身体充满能量，而是感觉头昏眼花、腰酸背痛、全身无力，这主要与睡眠姿势不当有关。

我们知道,正常人的脊椎都有4个生理曲度，即颈曲、胸曲、腰曲和骶曲，这些生理曲度是人在成长过程中根据生理功能的需要形成的。如新生儿学会抬头动作后，形成颈曲；新生儿学会坐后，形成胸曲；新生儿学会走后，形成腰曲……这些生理曲度，对维持生理功能起着重要作用，但在睡眠时，身体处于放松状态，这些生理曲度发挥的作用较小，长期不良的睡姿，很容易改变正常的生理曲度，易引发脊椎畸形或错位。

生活中有些人喜欢趴着睡，这是非常不好的睡眠习惯，不仅会压迫心、肺等内脏器官，出现呼吸困难，而且头转向一侧，容易损伤颈部肌肉、韧带、关节，并且此时脊椎不承担压力，处于放松状态，身体不正，很容易导致脊椎变形。还有些人喜欢胎儿式蜷缩着身体睡，这种姿势对脊椎的损害是不言而喻的，胎儿式看似舒服，却会导致脖颈和后背疼痛，易使面部出现皱纹、胸部松弛下垂。胎儿式睡眠还会导致后背和关节扭曲变形，尤其是那种膝盖和下颚过分接近胸部的姿势。

睡得香甜又养身

仰卧才轻松

　　仰卧是理想的睡姿，脊椎承担的压力较小，脊椎不易变形，但依旧需要注意以下几点：

枕头不宜过高　仰卧最需要注意头部的姿势，选择的枕头不宜过高，枕头的支撑点应位于颈后，保证头部不高出胸、腰、腿的水平线，从而避免颈椎受压。

两脚与肩同宽　两脚分开与肩同宽，并将两手置于舒服的位置，避免肩膀悬空。

膝下加垫　如果腰部、膝盖有僵硬的感觉，可以在膝盖下面放一个垫子来支撑。

不要将手放在胸部　否则会使心脏受压，容易做噩梦。

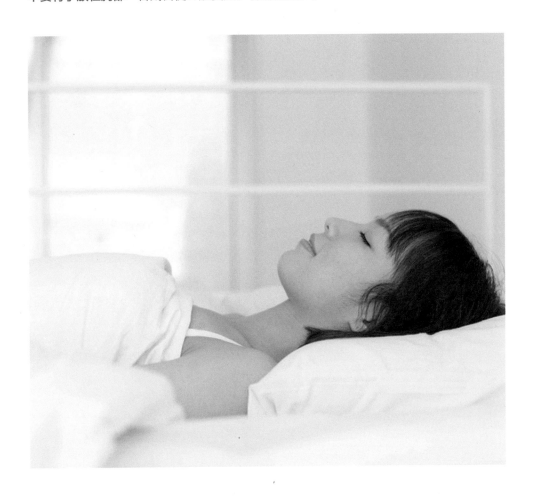

右侧卧也不错

右侧卧也是比较好的睡姿，脊椎向前呈S型，四肢容易放在舒适的位置上，背部的肌肉比较放松，有助于消除疲劳。

调节枕头高度 侧卧时宜调节枕头高度，保证头部与其他部位处于同一条水平线上，使脊椎侧面呈一条直线。

缓解腰痛 侧卧容易调整腰部的角度，比较适合腰痛患者，有助于减轻腰部疼痛。

左侧卧需避免

由于心脏位于左侧，左侧卧会压迫心脏，妨碍心脏的扩张和收缩，并且胃通向十二指肠、小肠和大肠的通口都是向右侧开的，左侧卧不利于胃肠道的正常运行。尤其是心脏病、胃病、急性肝病、胆囊结石患者不宜左侧卧。

姿势要轮换

不管是仰卧还是右侧卧，任何一个姿势保持时间长了都会使脊椎感觉疲惫，所以一般人在睡觉的时候都会自动调整睡姿。也有的人会一个姿势睡到天亮，夜晚睡得很熟，意识不到翻身，那怎么办呢？最好在睡前提醒自己翻身，让意识注入潜意识之中，就会不由自主地养成适时翻身的好习惯。

温馨小贴士

研究发现，睡姿在某种程度上可以反映心理状态。当人的内心完全安全时，会采取仰卧，压力较大时容易俯卧，侧卧处于中间状态。所以，要想保持良好的睡姿，睡前应当放松心情，这样有助于将脊椎调整到舒适的状态。

起床姿势有讲究

养护脊椎除了要注意保持良好的睡眠姿势外，起床的姿势也很重要。平时腰痛的人起床后，常感觉腰痛加重了，这往往是由于起床姿势不当导致的。

起床前做些热身运动

人在睡眠状态下，血液循环较差，背部容易僵硬，适当做些热身运动，能改善背部的血液循环，让脊椎附近的肌肉活跃起来。

腹式呼吸 吸气时，让腹部慢慢鼓起，屏息片刻，呼气，慢慢吐气，腹部下凹。

抬腿运动 将双腿分别缓缓抬高至与床呈90°，脚尖向两侧横向运动至脚尖着床，缓慢收回，左右两腿交替做2次。

转体活动 将膝盖抱在胸前，身体左右晃动几分钟。

起床的具体动作

☆ 起床时，先由仰卧位转为侧卧的姿势，因为仰卧位直接起来，大多数会利用腰椎的力量，进而增加腰椎的负担。

☆ 用手臂支撑身体慢慢坐起，可避免脊椎过度用力。

☆ 最后将两只脚慢慢滑下床，稍坐一会儿，再下床活动。

温馨小贴士

起床时，腰椎的负荷较大，对于腰椎间盘突出患者而言，起床姿势不当会加重腰痛，甚至会使腰椎间盘突出的髓核刺激到腰骶部和坐骨神经根，引起神经根水肿。所以，腰间盘突出患者必须采取正确的起床方式。

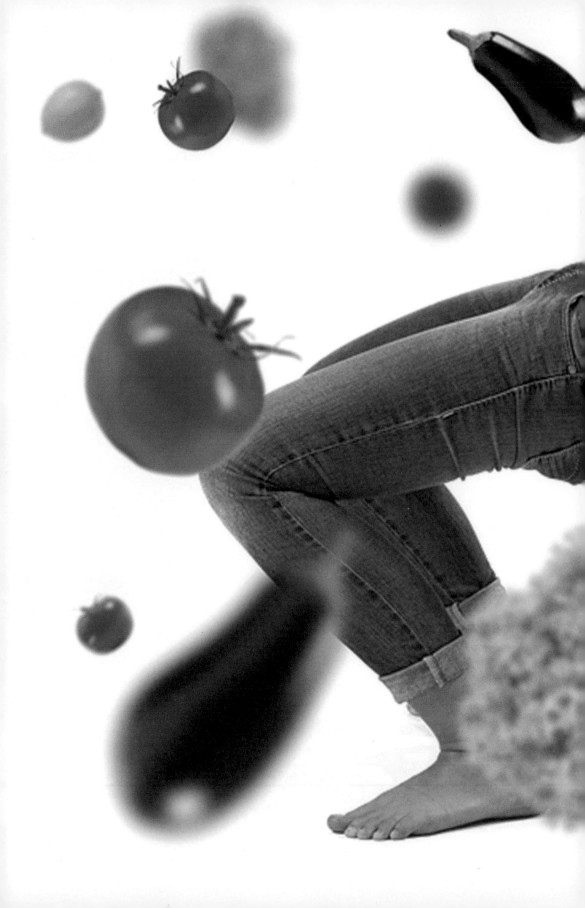

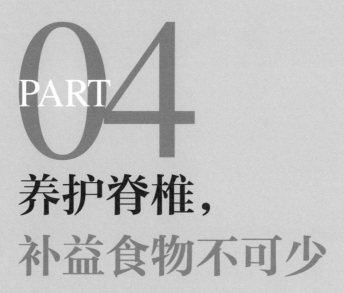

PART 04

养护脊椎，
补益食物不可少

脊椎是人体的一部分，也像人体一样需要不断吸收营养、代谢废物。婴儿的脊椎比较柔软，随着身体的发育，脊椎不断吸收营养而变得强壮起来；而很多老年人的骨头越来越沉，这是由于骨质代谢的速度减慢引起的。所以，要想养出健壮的脊椎，均衡丰富的营养必不可少。

养护脊椎的饮食原则

养成良好的饮食习惯，防止肥胖

　　肥胖指的是一定程度的明显超重与脂肪层过度增厚，是体内脂肪（尤其是甘油三酯）积聚过多而导致的一种状态。肥胖是慢性病的温床，高血压、血脂异常、糖尿病、动脉粥样硬化、冠心病、痛风等疾病与肥胖都有关联。体重超标对脊椎来说也是一种额外负担，对腰椎的影响尤其大，腰椎长期支撑过重会造成腰椎滑脱、受损，引起腰部疼痛、活动受限，甚至造成腰椎间盘突出。因此，保持正常体重、预防肥胖是保护脊椎的重要一环。

温馨小贴士

你需要减肥吗？

标准体重计算公式：标准体重（千克）=身高（厘米）－105

知道了自己的标准体重后，就可以通过下面的公式算出肥胖度：

肥胖度=（实际体重－标准体重）/标准体重×100%

肥胖度在正负10%之间为正常，在正负10%～20%之间为体重过重或过轻，在正负20%以上为肥胖或消瘦。

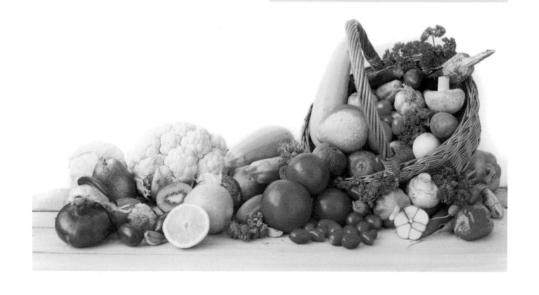

减肥食材，快到碗里来

利于减肥的好食材	越吃越胖的坏食材
谷薯类：玉米、燕麦、高粱、荞麦、筱麦、糙米、紫薯等	谷物：精制米面、油条、油饼、点心、蛋糕等
蔬菜类：魔芋、豆芽、萝卜、冬瓜、黄瓜、丝瓜、竹笋、西葫芦等	肉类：炸鸡、炸鱼、肉罐头、肥肉、动物油脂、动物内脏等。
水果类：梨、山楂、猕猴桃、苹果、柠檬、柚子、橙子、菠萝等	零食：薯条、薯片、糖果、巧克力、蜜饯、冰激凌、果冻等
肉类：瘦牛肉、兔肉、去皮鸡肉、鸭肉等	饮料：可乐、汽水、甜果汁、甜味饮料等
水产：鲤鱼、黄鳝、虾仁、海蜇、蛤蜊、海带、裙带菜等	水果：荔枝、葡萄、火龙果、哈密瓜、柿子等高糖水果

这样吃，营养好、不长肉

☆控制热量的摄入

不暴饮暴食、每餐只吃七分饱，是控制热量摄入的基本原则，可以帮助保持标准体重。此外，减少动物油的使用、少吃精制食物、少吃红肉、多吃粗粮、多吃鱼类等，都可以在无形中减少身体摄取热量，从而维持热量的摄入和消耗平衡，有助于体重超标者恢复身材。

☆三餐定时定量

很多上班族饮食不规律，不按时吃饭，经常暴饮暴食，这样肠胃不能及时消化，容易使脂肪囤积，导致脂肪代谢紊乱、内分泌失调。三餐定时定量，合理分配，长期坚持下来，能使体内的代谢处于良性循环状态，可有效避免脂肪囤积。

☆少食多餐

将每天定量的食物分为5次以上吃，这样身体不仅能充分吸收食物中的营养成分，而且产生的热量较少。每餐的进食量减少，可降低血液中的胰岛素水平，促进脂肪的燃烧，有利于减肥瘦身。

温馨小贴士

如何越吃越瘦？

☆饭前喝一小碗蔬菜汤；

☆做菜多用凉拌、蒸、水煮等方式，少用炒、煎、炸等烹调方式；

☆用新鲜水果、酸奶等健康食物代替蛋糕、薯片等垃圾零食；

☆吃饭应专心，不要边吃饭边看电视或聊天，以免不知不觉中吃得过多；

☆多吃白肉（如鸡肉、鸭肉、鱼肉等），少吃红肉（如猪肉、羊肉等）。

☆晚餐要少吃

晚上人体的消化、代谢能力减弱，如果晚餐吃得过多、过晚，就会导致体内脂肪囤积，造成身体肥胖。因此，减肥人群尽量避免晚餐大吃大喝，晚饭后也散步来促进消化。

☆酒精

俗话说"酒是粮食精"，经常饮酒会导致热量摄入超标，饮酒时还会不知不觉吃下更多的食物，极易导致肥胖。

适当补充蛋白质，有效增加骨密度

人体内的各种细胞主要是由蛋白质组成的，蛋白质是构成细胞的主要原料。而人体的组织和器官又是由各种不同的细胞组成的，因此蛋白质是构成骨骼、肌肉、皮肤、血液、大脑、内脏的主要成分，这些组织和器官的生长、发育、修复、健康运转都需要蛋白质的参与。

在骨骼中，22%的成分是胶原蛋白，有了胶原蛋白，骨骼才能硬而不脆、有韧性、不易骨折。此外，蛋白质还能够促进钙的吸收。

补充蛋白质，高≠优

我们通常所说的高蛋白质食物是指蛋白质含量超过自身重量16.3%的食物，凡是蛋白质含量高的肉类、家禽、动物内脏等都属于高蛋白质食物，但它们要么所含的必需氨基酸的组成比例与人体需要不大相近，要么含有较高的脂肪和胆固醇，过量食用易引发肥胖及心脑血管疾病。

优质蛋白质中含有人体必需的多种氨基酸，并且数量充足、比例恰当，接近人体所需，人体吸收利用率高，适当多吃富含优质蛋白质的食物对人体健康有着重要意义。因此，在选择补充蛋白质时，不可一味追求高含量，应该选择富含优质蛋白质的食物。

优质蛋白质，快到碗里来

肉类	牛肉、兔肉、驴肉、精猪肉等
家禽	鸡肉、鸽肉、鹌鹑等
鱼类	草鱼、鲢鱼、鲫鱼、鲶鱼、黑鱼、青鱼、墨鱼、黄鳝、带鱼、鳕鱼等
奶类	牛奶、羊奶、酸奶、奶酪等
豆类	大豆及豆制品、黑豆、红豆、绿豆等

混搭食物，更好地补充蛋白质

"蛋白质的互补作用"是指两种或多种食物蛋白质一起混合食用时，氨基酸可以相互补充，从而提高了蛋白质的营养价值。不过，想要把食物混搭成最佳效果，要特别注意以下几点：

☆各种食物同时食用

各种食物只有同时食用，才能保证食物中的蛋白质同时被人体消化吸收，才能保证蛋白质分解后产生的氨基酸同时到达各个组织和器官，这样才能真正发挥食物相互间的互补作用。

☆生物属性越远越好

大米和小米、小麦和燕麦，这样的组合虽然能提高蛋白质的营养价值，但由于生物属性较近，所以提高的程度有限。动物性食物和植物性食物由于生物属性相差甚远，可以起到很好的互补作用。

☆食物种类越多越好

食物种类越多，含有的必需氨基酸种类就越丰富。多种食物相搭配，可以丰富氨基酸的种类，互补的作用也就更明显。

科学补充维生素B$_{12}$，减缓骨质流失

维生素B$_{12}$又称红色维生素，这是因为它含有红色的钴，是帮助生成红血球的重要营养元素，对维持骨骼硬度起着重要作用。此外，维生素B$_{12}$还能清除血液中的高半胱氨酸，防止高半胱氨酸过多造成骨质疏松。

维生素B$_{12}$，快到碗里来

蔬菜	紫菜、香菇等
动物性食物	牛肉、鸡肉、猪肉、动物肝脏、鸽肉、鲫鱼、牡蛎、沙丁鱼等
奶蛋类	牛奶、羊奶、奶酪、牛奶粉、鸡蛋、鹌鹑蛋等
其他	葡萄酒、啤酒、南瓜子、葵花子、麦芽等

补充维生素K，使骨骼更强健

维生素 K属于脂溶性维生素的一种，因具有凝血作用又称为凝血维生素，可以促进血液正常凝固。维生素K也是促进骨骼生长的重要营养素，能帮助生成一种叫血浆骨钙素（又称成骨素）的物质，这种物质可以增强骨密质，降低骨折的风险。对于骨质疏松症，维生素K有着非常好的疗效。人体对维生素K的需要量很少，但不可或缺，婴幼儿是极易缺乏维生素K的人群。

温馨小贴士

蔬菜中很少含有维生素B$_{12}$（海藻类除外），因此素食者极易缺乏维生素B$_{12}$，严重者会导致恶性贫血。建议50岁以上的老年人和素食者可以适当服用维生素B$_{12}$补充剂。

维生素K，快到碗里来

谷物	燕麦、黑麦、小麦等
蔬菜	甘蓝、西蓝花、空心菜、香菜、莲藕、海藻等
油脂类	大豆油、红花油、鱼肝油等
动物性食物	鹌鹑肉、动物肝脏（猪肝、牛肝、羊肝、鸡肝）等
奶蛋类	蛋黄、酸奶、奶酪等

选择高钙食物，预防骨质疏松

钙是构成骨骼和牙齿的重要物质，也是人体需要最多的矿物质。充足的钙可以强化骨骼和牙齿，促进其生长发育，预防骨质疏松和骨折的发生。脊椎是人体骨骼的重要组成部分，钙元素缺乏会直接影响脊椎的健康与稳定，增加脊柱侧弯的几率。如果肥胖和缺钙同时来袭，对脊椎更是极大的考验。

高钙食物，快到碗里来

动物性食物	虾皮、骨头、鱼类、贝类等
蔬菜	雪里蕻、油菜、芹菜叶、海带、紫菜、小白菜等
豆类	大豆、豆腐、腐竹、黑豆、青豆等
奶蛋类	牛奶、奶酪、干酪、酸奶、蛋黄等
坚果类	花生、杏仁、榛子、芝麻等

常吃含镁食物，防止骨骼变脆

镁是人体所需矿物质之一，参与人体正常生命活动和新陈代谢过程。镁元素是人体吸收钙质的好帮手，当人体内镁元素不足时，就会影响钙质的吸收和利用。人体60%~65%的镁存在于骨骼中，一旦缺乏，会让骨头变脆、骨密度降低，大大增加了骨折的风险。此外，镁还参与骨骼和细胞的形成，与心脏、神经、肌肉功能密不可分，是保持肌肉力度和耐久力的重要营养物质。

富镁食物，快到碗里来

谷物	玉米、燕麦、小米、高粱、荞麦等
蔬菜	紫菜、土豆、辣椒、苋菜、蘑菇、冬菜、大蒜、葱等
水果	杨桃、桂圆、香蕉、苹果、杏、无花果、桃等
坚果类	花生、芝麻、杏仁等
豆类	大豆、蚕豆、豌豆、黑豆、豆腐等

补充钾元素，让骨骼硬朗起来

在人体所需要的矿物质中，钾的需求量排在第三，它和钠元素一起维持人体酸碱平衡，保护肌肉和神经健康，调节细胞渗透压，参与人体蛋白质和糖的代谢，帮助肌肉正常收缩，充足的钾对智力提高也有着积极意义。

人体每个细胞都含有钾元素，骨骼也不例外，它的生理功能对于骨骼的生长和代谢十分重要。充足的钾还能够防止钙质流失，有益维持骨骼硬度。

富钾食物，快到碗里来

动物性食物	动物肝脏、猪瘦肉、鱼类、鸡肉等
蔬菜	菠菜、紫菜、海带、葱、山药、裙带菜、卷心菜等
水果	西瓜、柚子、草莓、香蕉、橘子、葡萄、香瓜、枇杷、橙子等
豆类	大豆、绿豆、蚕豆、豌豆等
其他	茶叶、牛奶、蜂蜜等

养护脊椎的补益食物

黑米 ···养肾脏，壮骨骼

黑米营养丰富，有滋阴补肾的功效，中医认为"肾主骨"，健肾能促进骨骼强壮。黑米中富含钾元素和镁元素，其中钾元素能平衡体内的电解质，有助稳定血压、缓解疲劳、防止钙质流失；镁元素可维持骨骼的韧性和密度。黑米的外皮还含有强抗氧化剂——花青素，可清除体内的自由基，延缓人体骨骼和其他组织的衰老。黑米属于糙米，含丰富的膳食纤维，有利于控制体重，减轻脊椎负担。

营养分析

每100克黑米含热量349千卡，蛋白质9.4克，脂肪2.5克，碳水化合物72.2克，维生素E 0.2克，钙12毫克，钾256毫克，镁147毫克，磷356毫克。

选购方法

选购时，宜选择米粒匀称、有光泽、少有裂纹、无杂质、无结块的黑米。

不适人群

消化能力弱和病后的人不宜食用。

食用宜忌

黑米宜浸泡后再煮，因为黑米的外部有一层坚韧的种皮，不容易煮烂。淘洗黑米的次数不宜过多。

搭配宜忌

黑米 + 红枣	√	红枣有补气养血的功效，两者搭配食用，能增强体质，改善血液循环，促进代谢。
黑米 + 羊排	√	黑米和羊排都是补虚健体的佳品，两者同食，能补虚强肾，强健骨骼。
黑米 + 黑芝麻	√	两者都是益肾的优质食材，还有抗氧化的功效，经常食用能增强体质、延缓衰老。
黑米 + 莲藕	√	黑米不易消化，而熟莲藕可健脾气、养胃气，促进黑米消化。两者搭配煮粥，对脾胃功能不佳的人尤为适宜。

推荐食用方法

煮粥、煮饭。

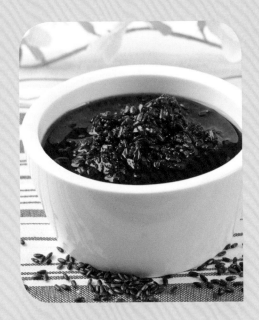

黑米红枣粥

原料 黑米、糯米各50克，红枣20克

调料 红糖适量

做法

1. 将黑米洗净，用清水浸泡3小时；糯米洗净，用清水浸泡1小时。
2. 红枣洗净，用清水浸泡30分钟。
3. 锅中加适量清水，倒入泡好的黑米、糯米、泡米水和红枣，大火煮沸后改小火熬煮成粥，加少许红糖调味即可。

★ 推荐理由

　　这款粥香糯可口，不仅能强肾壮骨，还有补血养颜、健脾益胃的作用。

红糖黑米粥

原料 黑米200克

调料 红糖适量

做法

1. 将黑米洗净，用清水浸泡3小时。
2. 锅中加适量清水，倒入泡好的黑米及泡米的水，大火煮沸后改小火熬煮成粥。
3. 加适量红糖，搅拌均匀，再次煮沸即可。

★ 推荐理由

　　黑米粥的米香加上红糖的甜味，吃起来非常美味，可益气补血、健脾暖胃、补肾壮骨。

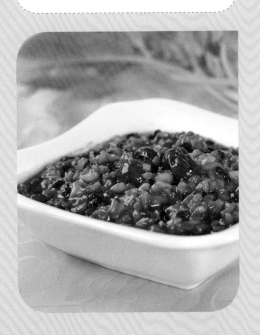

玉米 ··· 延缓脊椎骨老化

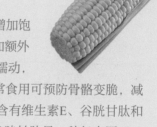

玉米营养丰富，而含有的热量较低，食用后可增加饱腹感，非常适合减肥者食用，能避免肥胖给脊椎增加额外的负担。玉米中含有丰富的膳食纤维，能刺激肠胃蠕动，加速胆固醇的代谢。玉米中含有丰富的镁元素，经常食用可预防骨骼变脆，减少骨折的发生，有利于维护脊椎的稳定性。玉米中含有维生素E、谷胱甘肽和硒元素，维生素E是强效抗氧化剂，能延缓衰老；谷胱甘肽是一种长寿因子，它在硒的参与下，生成的谷胱甘氧化酶具有延缓衰老的功能，经常吃玉米能延缓脊椎骨老化。

营养分析

每100克玉米含热量106千卡，蛋白质4克，碳水化合物19.9克，膳食纤维2.9克，脂肪1.2克，铁1.1毫克，镁32毫克，硒1.63毫克，磷117毫克，维生素E 0.46毫克。

选购方法

宜选择体型饱满、颗粒排列整齐的玉米。

不适人群

一般人群皆可食用。

食用宜忌

玉米熟吃更佳。烹调后，尽管使玉米损失了部分维生素C，却使之获得了更有营养价值的高抗氧化剂活性。此外，玉米中所含的氨基酸种类不齐全，不宜以玉米为唯一主食。

搭配宜忌

玉米 + 冬瓜	√	两者搭配食用，有维护脊椎稳定的功效。
玉米 + 菜花	√	两者都含有丰富的膳食纤维，同食可增进食欲，降低血液中胆固醇含量，促进毒素排出体外。
玉米 + 黄豆	√	玉米搭配黄豆，不仅营养更丰富，而且富含膳食纤维，能有效防治便秘。
玉米 + 牡蛎	×	两者同食，会阻碍锌元素的吸收。
玉米 + 田螺	×	两者同食，可致血热，轻者燥咳，严重时会出鼻血。

推荐食用方法

煮食、炒食、煲汤。

腰果炒玉米

原料 鲜玉米粒300克，腰果、黄瓜、胡萝卜各50克

调料 姜末、植物油、白糖、盐各适量

做法

1. 玉米粒煮熟，黄瓜、胡萝卜分别洗净，切成丁。
2. 净锅入油烧热，倒入腰果炸一下，捞出沥油。
3. 另起锅入油烧热，下姜末爆香，倒入胡萝卜丁炒至八成熟，加入玉米粒、腰果、黄瓜丁翻炒，最后加盐、白糖调味即可。

> ★ **推荐理由**
> 腰果有良好的强肾功效（肾主骨），与玉米搭配食用，有养护肾脏和脊椎的作用。

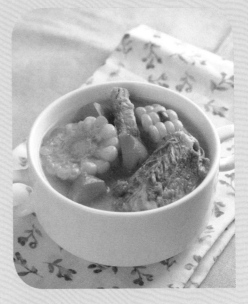

玉米炖排骨

原料 猪排骨200克，玉米100克，胡萝卜50克

调料 盐适量

做法

1. 猪排骨切小段，入沸水汆烫一下，捞出洗净。
2. 玉米与胡萝卜分别洗净，切成小段。
3. 锅里加水放入排骨、玉米、胡萝卜，大火煮开再转小火炖熟，加盐调味即可。

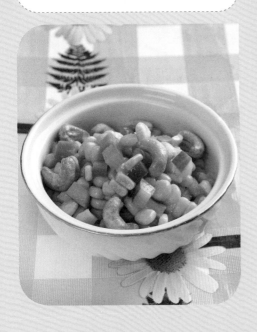

> ★ **推荐理由**
> 排骨可强肾壮骨，本品不仅味道鲜美，而且能增强免疫力、强健脊椎。

黄豆···强肾壮骨养脊椎

黄豆素有"豆中之王""绿色牛乳"之称，含有多种人体必需氨基酸，可以提高人体免疫力。黄豆所富含的蛋白质是猪肉的2倍、鸡蛋的2.5倍，而蛋白质是骨骼合成的重要营养素。黄豆还含有丰富的钙、镁等微量元素，能有效防止骨质疏松、有益脊椎健康。此外，黄豆被誉为"肾谷豆"，经常食用可养肾壮骨。

营养分析

每100克黄豆含热量359千卡，蛋白质35克，碳水化合物18.7克，膳食纤维15.5克，脂肪16克，钙191毫克，镁199毫克，锌4.61毫克，维生素A 37微克，维生素E 18.9毫克。

选购方法

色泽光亮、皮面干净、颗粒饱满且整齐均匀、无霉色、无虫蛀的为优质黄豆；而色泽暗淡、小的、瘪的、发霉的、虫蛀的为劣质黄豆。

不适人群

严重肝病、肾病、痛风、消化性溃疡、动脉粥样硬化患者以及低碘者不宜食用。

食用宜忌

黄豆在消化吸收过程中会产生气体，易导致腹胀，因此消化不良、有慢性消化道疾病的人应尽量少食。

搭配宜忌

黄豆 + 谷物	√	黄豆中富含赖氨酸，而谷物中赖氨酸含量较少，两者搭配食用，营养可以互补。
黄豆 + 茄子	√	黄豆与茄子一起吃，有较好的保护血管、促进骨骼血液供应的功效。
黄豆 + 排骨	√	黄豆所含蛋白质中赖氨酸较高、蛋氨酸较低，而排骨所含蛋白质中蛋氨酸较高，两者同食，营养可以互补。
黄豆 + 虾皮	×	黄豆中含有抗胰蛋白酶和凝血酶，与虾皮一起吃，易导致消化不良。

推荐食用方法

榨豆浆、煮食、煲汤。

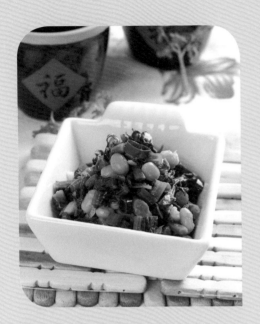

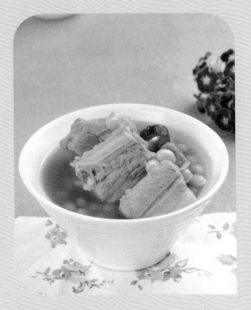

黄豆拌雪里蕻

原料 雪里蕻300克，黄豆100克

调料 干辣椒段、蒜末、香油、辣椒油、盐各适量

做法

1. 将腌好的雪里蕻去除老叶、老根，切成黄豆粒大小的丁，入沸水焯烫，捞出过凉。
2. 黄豆洗净，加水煮熟，捞出过凉。
3. 将黄豆、雪里蕻放入碗中，调入干辣椒段、蒜末、盐，淋上香油、辣椒油拌匀即可。

★推荐理由

　　雪里蕻中含有丰富的钙质，与黄豆搭配食用，能预防骨质疏松。

黄豆排骨汤

原料 黄豆50克、排骨400克、红枣10颗

调料 姜5克、盐适量

做法

1. 黄豆洗净、浸泡2小时，红枣洗净切片，姜去皮、洗净、切片，排骨洗净、剁块。
2. 锅中加适量清水，放入黄豆、红枣、姜片及排骨，大火煮沸。
3. 改小火继续炖煮2小时，拣去姜片，加适量盐调味即可。

★推荐理由

　　排骨不仅富含优质蛋白质，还含有丰富的钙质，可维护骨骼健康，与黄豆搭配，可滋补身体、强健骨骼。

黑豆 · · · 改善腰膝酸软

黑豆是豆类家族中的佼佼者，是非常有效的补肾食材，能改善腰膝酸软的状况。黑豆所含的钙质是人体补钙的好来源，有利于脊椎、骨骼的健康。黑豆中的膳食纤维高达4%，能促进肠胃蠕动，防止便秘给腰椎带来负担。另外，黑豆中富含的维生素E、花青素有强抗氧化作用，能清除体内的自由基，延缓人体衰老。

营养分析

每100克黑豆含热量381千卡，蛋白质36克，碳水化合物23.4克，膳食纤维10.2克，脂肪15.9克，钙224毫克，镁243毫克，硒6.78毫克，维生素A5微克，维生素E 17.36毫克。

选购方法

选购黑豆时，以颗粒饱满、颜色自然、没有干瘪及虫蛀的为佳。

不适人群

脾虚腹胀、老年体虚、消化不良者及婴幼儿不宜多食。

食用宜忌

黑豆热性大，多吃容易上火，因此一次不宜食用太多，以每人每天不超过60克为宜。

搭配宜忌

黑豆 + 红枣	√	红枣补中益气，黑豆补血壮骨，两者搭配，健肾强骨功效显著。
黑豆 + 鲤鱼	√	两者都有良好的滋补功效，搭配食用还可补血催乳、补肾强骨。
黑豆 + 枸杞子	√	枸杞子能滋补肝肾，与黑豆同食，可治腰膝酸软等症。
黑豆 + 鸡肉	√	鸡肉能补肾益精，与黑豆搭配，可润肺、养肾、强壮筋骨。
黑豆 + 中药	×	黑豆有解毒的作用，会降低中药药效。

推荐食用方法

榨豆浆、煮粥、煲汤。

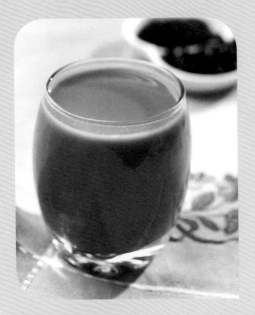

桂圆黑豆红枣汤

原料 黑豆300克，桂圆肉60克，红枣、莲子各30克

调料 红糖适量

做法

1. 黑豆、红枣、莲子分别洗净，用清水浸泡2小时。
2. 锅中加适量清水，放入桂圆肉和泡好的黑豆、红枣、莲子，大火煮沸后改小火煲1小时，待食材熟烂，加少许红糖调味即可。

芝麻黑豆豆浆

原料 黑豆80克，黑芝麻、花生仁各20克

调料 白糖少许

做法

1. 将黑豆洗净、浸泡2小时，黑芝麻洗净，花生仁泡透、去皮。
2. 将泡好的黑豆及黑芝麻、花生仁一起放入全自动豆浆机内，搅打10～15分钟打成豆浆，用过滤网过滤去渣，加少许白糖调味即可饮用。

> ★推荐理由
> 这款汤营养丰富，经常食用可补益虚劳、增强体质、养护脊椎。

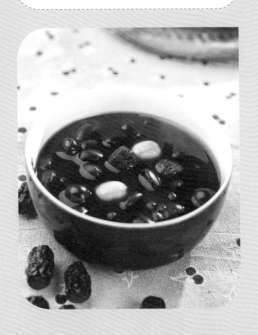

> ★推荐理由
> 芝麻和黑豆都是补肾养骨的好食材。常饮这款豆浆，能强健肾脏、增强体力、改善腰膝酸软。

豆腐 ··· 预防骨质疏松

豆腐营养丰富，素有"植物肉"之美称。中医认为，豆腐能平补身体和肌肤，补而不燥，还有清热解毒、美容养颜的功效。此外，青少年食用豆腐可补脑益智；老年人食用豆腐可补钙，预防骨质疏松；女性食用豆腐可调节体内的雌激素水平，有助稳定情绪、舒缓心情。

营养分析

每100克豆腐含热量57千卡，蛋白质6.2克，脂肪2.5克，碳水化合物2.6克，钙116毫克，磷90毫克，镁36毫克，钠3.1毫克，膳食纤维0.8克，维生素E 3.62毫克。

选购方法

豆腐的种类很多，有南豆腐、北豆腐、内脂豆腐和日本豆腐等。南豆腐是指市场上凝成块状白皙的豆腐，北豆腐则是卤水制成的色泽偏黄的豆腐。一般来说，想养颜宜选择南豆腐和内脂豆腐。

不适人群

痛风和肾结石患者不宜食用豆腐，否则会加重病情。

食用宜忌

豆腐不宜生吃和油炸，生吃会造成肠胃胀气、腹痛、腹泻等不适。油炸豆腐则会破坏豆腐的营养成分，使豆腐丧失50%以上的营养价值。此外，豆腐不宜一次食用过多。

搭配宜忌

豆腐 + 鱼	√	植物蛋白与动物蛋白的完美结合，尤其适合儿童、青少年及缺钙人群食用。
豆腐 + 海带	√	海带含有丰富的碘元素，与豆腐同食，可预防因长期食用豆腐而引起的碘缺乏。
豆腐 + 柿子	×	两者同食会形成胃柿石症，引起胃胀、胃痛、呕吐。
豆腐 + 蜂蜜	×	两者同食易诱发腹泻。

推荐食用方法

煮食、煲汤、蒸食。

红白豆腐

原料 豆腐、熟猪血块各150克

调料 葱段、鲜汤、水淀粉、胡椒粉、植物油、香油、酱油、白糖、盐各适量

做法

1. 将豆腐切成小方块，焯水备用；猪血块洗净，切成小方块。
2. 净锅入油烧热，下葱段炒香，放入鲜汤、豆腐块、猪血块，加酱油、白糖、盐，大火煮沸。
3. 用水淀粉勾芡，淋少许香油，撒上胡椒粉即可。

> ★ **推荐理由**
> 豆腐中含有丰富的钙质，而猪血中富含维生素D，两者搭配食用，是补钙的好选择。

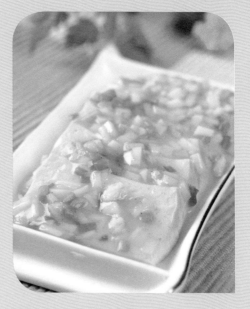

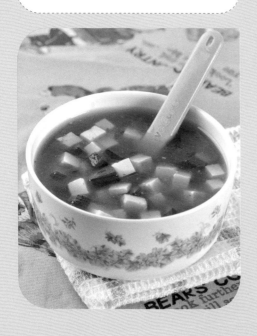

虾仁扒豆腐

原料 豆腐300克，虾仁60克，西葫芦40克

调料 胡椒粉、水淀粉、葱花、植物油、料酒、盐各适量

做法

1. 豆腐洗净、切片，撒少许盐，平铺在盘中，入蒸锅中蒸熟，取出备用。
2. 虾仁洗净、切丁，西葫芦洗净去瓤、切丁。
3. 净锅入油烧热，放入虾仁丁、西葫芦丁一起滑熟。
4. 撒入葱花，加适量料酒、盐、胡椒粉调味，用水淀粉勾芡，倒在蒸好的豆腐上即可。

> ★ **推荐理由**
> 这款菜富含优质蛋白质、钙，是养护脊椎、预防骨质疏松症的好选择。

紫菜 ··· 维持骨密度

紫菜中含有多种对人体有益的矿物质，其中丰富的钙和磷，能促进骨骼的生长发育，预防骨质疏松。紫菜中钾元素的含量极为丰富，能维护心血管健康，保证肌肉正常的收缩，维持骨骼硬度。紫菜中的镁元素，可参与人体正常生命活动，激活体内多种酶，抑制神经兴奋。紫菜中的铁元素能预防贫血。紫菜中的多糖有利于增强机体免疫力，保护心脏。紫菜还能促进肠道蠕动，排出废物和毒素。

营养分析

每100克紫菜含热量293克，蛋白质26.7克，脂肪1.10克，碳水化合物44.1克，维生素C 2毫克，维生素E 1.8毫克，钙284毫克，钾1796毫克，钠264毫克，镁105毫克，磷350毫克，膳食纤维21.6克。

选购方法

选购时，宜选择颜色呈紫褐色或紫红色、表面光滑干燥、有光泽、片薄体轻、无杂质的紫菜。

不适人群

紫菜性寒，因此腹痛便溏、脾胃虚寒者应忌食。

食用宜忌

烹饪紫菜时，忌放高酸、高碱的配料，以免产生化学反应。紫菜食用前，应更换1~2次清水来泡发，以便清除有害物质。

搭配宜忌

紫菜 + 豆腐	√	豆腐中的皂角苷会造成机体碘的缺乏，而紫菜含碘较多，二者同食，可使体内碘元素处于平衡状态。
紫菜 + 鹌鹑肉	√	两者搭配食用，可补肾养血，能强健骨骼。
紫菜 + 白萝卜	√	白萝卜可顺气消食，紫菜有清热化痰的作用，两者搭配可促进消化，减轻脊椎负担和心理压力。
紫菜 + 西蓝花	√	西蓝花中含有丰富胡萝卜素，与紫菜同食，能强壮骨骼。
紫菜 + 柿子	×	柿子中含有的鞣酸较多，与紫菜中钙离子会生成不溶性结合物，易产生结石。

推荐食用方法

煲汤、制作点心。

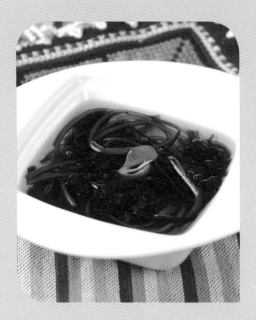

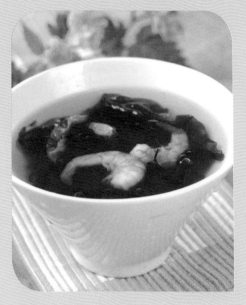

紫菜海带汤

原料 紫菜25克，海带100克，青菜叶适量

调料 香油、盐各适量

做法

1. 紫菜放入清水中泡软后，捞出沥水；海带洗净、切丝。
2. 锅中加适量清水，放入海带丝煮沸。
3. 放入紫菜，继续煮10分钟，加适量盐调味，淋入香油，加入煮熟的青菜叶装饰即可。

★ **推荐理由**

　　海带和紫菜都是很好的健康食材，经常食用可降脂瘦身，有益骨骼健康。

紫菜虾仁汤

原料 紫菜50克，虾仁200克

调料 胡椒粉、水淀粉、盐各适量

做法

1. 虾仁洗净，加适量胡椒粉和水淀粉搅拌均匀；紫菜放入清水中浸泡，捞出沥水。
2. 锅中加适量清水，煮沸后倒入虾仁，大火煮沸。
3. 将紫菜放入锅中，加适量盐调味，继续煮沸即可。

★ **推荐理由**

　　这款汤简单易学，营养却非常丰富，其富含钙、碘等矿物质，经常食用能有效增强免疫力、养护脊椎。

花生 ···促进骨骼生长

花生被誉为"长生果"，其所含的维生素C和活性物质，能降低胆固醇，保护心血管。花生中钙的含量极高，能促进人体骨骼的生长发育。花生含有胆碱和卵磷脂，能促进新陈代谢，具有增强体质、延缓骨骼衰老的作用。花生还含有维生素E和锌，常食能增强记忆力，使脑部得到充分的休息，有助于舒缓紧张情绪。

营养分析

每100克花生含热量298千卡，蛋白质12克，碳水化合物5.3克，膳食纤维7.7克，脂肪25.4克，钙8毫克，镁110毫克，维生素A 2微克，维生素C 14毫克，维生素E 2.93毫克。

选购方法

选购时，宜选择颗粒饱满、外皮完好的花生。

不适人群

一般人群皆可食用，但高脂血症患者、胆囊切除者、消化不良者、跌打淤肿者不宜多食。

食用宜忌

生花生虽然有养胃的作用，但其携带的病毒和细菌不容小觑，建议尽量少吃生花生。

搭配宜忌

花生 + 猪蹄	√	两种食材一同烹调，能滋润肌肤，使肌肤富有弹性，强筋健骨。
花生 + 红枣	√	花生与红枣同食，可延缓衰老、补气养血、健脾壮骨。
花生 + 牛奶	√	两者搭配食用，营养更丰富，可以为人体提供丰富的蛋白质，促进骨骼生长。
花生 + 豆腐	√	两者是养护脊椎的好选择，搭配食用营养更佳。
花生 + 黄瓜	×	花生多油脂，黄瓜性味甘寒，两者搭配食用，会增加滑利作用，容易导致腹泻。

推荐食用方法

炒食、煮食、煲汤。

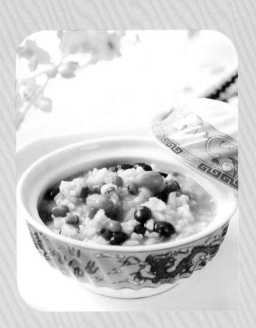

桂圆红枣花生汤

原料 花生100克，桂圆50克，红枣30克

调料 红糖适量

做法

1. 花生、红枣分别洗净；桂圆去皮、核，洗净。
2. 锅中加适量清水，放入花生、桂圆、红枣，大火煮沸后改小火慢炖。
3. 待所有食材熟烂后，加适量红糖调味即可。

★ **推荐理由**

　　此款汤不仅有益脊椎，还有滋养补血、补肺益肾、健脾安神的功效。

花生豆豆粥

原料 粳米100克，花生、黄豆、绿豆、红豆、黑豆各30克

调料 无

做法

1. 将花生及各种豆子分别洗净，用清水浸泡2小时。
2. 锅中加适量清水，倒入洗净的粳米、花生和豆子，大火煮沸后，改小火熬煮成粥即可。

★ **推荐理由**

　　这款粥含有丰富的优质蛋白质、不饱和脂肪酸，以及多种维生素和矿物质，经常食用，具有养护脊椎的作用。

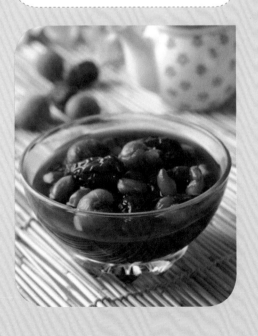

牛肉 ··· 增强脊椎力量

　　牛肉含有丰富的蛋白质，其氨基酸组成成分比猪肉更容易被人体吸收，可提高机体抗病能力，对青少年生长发育、手术后的病人具有很好的补充营养功效。牛肉富含镁元素，能促进钙质的吸收，防止骨骼变脆。牛肉中含有的肌氨酸和肉毒碱能增强脊椎及其周围肌肉的力量。牛肉中含有的共轭亚油酸能减少脂肪沉积，避免增加腰椎负担；其含有的结合亚油酸，能减少肌肉损伤。

营养分析

　　每100克牛肉含热量125千卡，蛋白质19.9克，碳水化合物1.9克，脂肪4.2克，钙23毫克，镁20毫克，铁3.3毫克，磷168毫克，维生素E 0.65毫克。

选购方法

　　选购牛肉时，以肌肉的颜色呈均匀的红色、脂肪颜色呈白色或乳黄色、有光泽、无特殊气味、表面微干不粘手的较佳。

不适人群

　　感染性疾病、肝病、肾病患者，以及疮疥、湿疹、痘痧、皮肤瘙痒者不宜食用。

食用宜忌

　　烹调牛肉时，最好横切，以斩断粗壮的纤维组织和结缔组织，而且炖煮的时间要长，否则既不易入味，也不易咀嚼、消化。

搭配宜忌

牛肉 + 红枣	√	两者都是补血的好食材，搭配食用，补益效果更佳。
牛肉 + 莲子	√	两者搭配煲汤，有不错的健脾补虚、壮骨作用。
牛肉 + 阿胶	√	两者同食，补肝、益肾、壮骨功效显著。
牛肉 + 田螺	×	两者同食，容易引发腹胀。
牛肉 + 红糖	×	两者同食，易造成腹胀难忍。

推荐食用方法

　　炒食、蒸食、煮食、煲汤。

蚝油牛肉

原料 牛肉300克

调料 蚝油10克，淀粉、植物油、料酒、酱油、盐各适量

做法

1. 牛肉洗净，切薄片，加入酱油、水淀粉拌匀上浆，腌渍片刻，入热油锅划散，捞出沥油。

2. 锅中留底油烧热，下牛肉片翻炒，放入酱油、盐、水淀粉、少许清水，煮至汁液浓稠，且全部裹在牛肉片上，将蚝油均匀地倒在牛肉上即可。

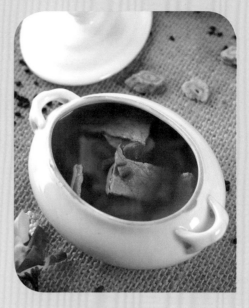

> **★ 推荐理由**
> 这款菜鲜嫩滑爽，香浓清口，富含优质蛋白质、多种矿物质及氨基酸，是补益身体、养护脊椎的好选择。

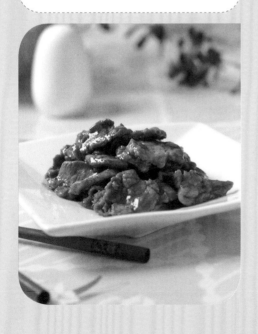

党参煲牛肉

原料 牛肉400克，党参15克，枸杞子10克

调料 胡椒粉、盐各适量

做法

1. 牛肉洗净，切片；党参洗净，切段；枸杞子洗净。

2. 炖盅中加适量清水，放入牛肉、党参，大火煮沸，改小火炖1小时。

3. 放入枸杞子，继续炖10～15分钟，加适量胡椒粉、盐调味即可。

> **★ 推荐理由**
> 这款牛肉汤味道清香鲜美、肉质细嫩，非常适合冬季食用，有益气补血、养肾强骨的功效。

虾仁···维护脊椎健康

虾仁中蛋白质含量较高，且肉质松软，易被人体消化、吸收，蛋白质是形成韧带、骨骼和肌肉必不可少的营养素。虾仁富含钙，能促进骨骼的生长发育、预防骨质疏松。虾仁中的镁元素含量极高，能促进钙质吸收，并具有调节心脏、保护血管的作用。虾仁中含有的B族维生素，能消除疲劳、增强体力。中医认为，虾仁具有温肾补肾的保健功效，而"肾主骨"，因此，经常食用虾仁，有利于维护脊椎健康。

营养分析

每100克虾仁含热量79千卡，蛋白质16.8克，碳水化合物1.5克，脂肪0.6克，钙146毫克，镁46毫克，铁2毫克，硒56.41微克，维生素E 2.79毫克。

选购方法

补肾宜选择河虾，补充蛋白质宜选择海虾。无论购买什么品种的虾，都宜选择新鲜、活蹦乱跳的虾，购买冰冻的虾时，不宜选择头部与身体分开的。

不适人群

患有宿疾、上火、过敏性鼻炎、支气管炎、反复发作性过敏性皮炎、皮肤疥癣者不宜食用。

食用宜忌

虾仁属于易致过敏食物，容易诱发过敏、皮肤病、呼吸系统疾病，因此患有哮喘、过敏性皮炎者以及过敏体质者不宜食用。

搭配宜忌

虾仁 + 奶油	√	两种食材都含有丰富的钙质，一起食用可以补钙、强骨。
虾仁 + 葱	√	两者一起食用，可补充人体所需的钙和镁，还可以起到温补肾阳的作用。
虾仁 + 啤酒	×	吃虾仁的同时，喝啤酒是十分危险的，极易诱发痛风。
虾仁 + 维生素C	×	各种维生素C补充剂以及富含维生素C的水果（如猕猴桃、柿子、山楂、柠檬等）与虾仁同食，易导致腹泻和中毒。

推荐食用方法

白灼、做馅、炒食、煲汤。

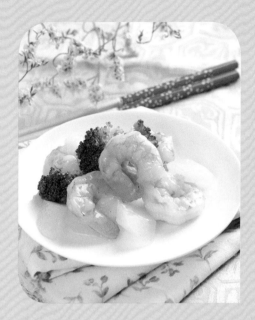

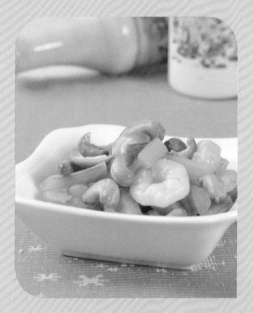

西蓝花炒虾仁

原料 虾仁200克，西蓝花50克，酸萝卜30克

调料 蒜末、水淀粉、植物油、盐各适量

做法

1. 虾仁处理干净，从脊背划一刀；西蓝花掰小朵，洗净；酸萝卜洗净，切块。
2. 将虾仁、酸萝卜块、西蓝花分别放入沸水焯烫一下，捞出沥水。
3. 净锅入油烧热，下蒜末爆香，下虾仁、西蓝花、酸萝卜块、盐翻炒入味，用水淀粉勾芡即可。

> ★ **推荐理由**
> 　　这款菜营养丰富，有良好的补益虚劳、强肾壮骨的功效。

腰果西芹炒虾仁

原料 西芹200克，虾仁100克，腰果60克

调料 植物油、醋、盐各适量

做法

1. 西芹去根、叶，洗净，切成菱形片，放入沸水锅中，待水再次开时，捞出沥水；虾仁、腰果分别洗净。
2. 净锅入油烧热，分别放入腰果、虾仁炸熟，捞出沥油。
3. 净锅入油烧热，放入西芹煸炒，再放入虾仁、腰果稍炒，加适量醋、盐调味即可。

> ★ **推荐理由**
> 　　这款菜美味爽口，经常食用可强健骨骼、增强免疫力，也是预防骨质疏松的好选择。

香蕉 ··· 缓解肌肉紧张

香蕉富含矿物质镁，能舒缓紧张情绪和压力，缓解背部肌肉的紧张，避免拉伸脊椎，还能促进钙质吸收，强健脊椎。香蕉中富含果胶和膳食纤维，能促进肠胃蠕动，调整肠胃功能，防止便秘的发生，可避免给腰椎带来额外负担。此外，香蕉中还含有丰富的钾元素，能维持神经和肌肉的正常功能，并具有保护心血管、降低血压的作用。

营养分析

每100克香蕉含热量91千卡，蛋白质1.4克，碳水化合物22克，脂肪0.2克，钙7毫克，镁43毫克，铁0.4毫克，锌0.18毫克，磷28毫克，硒0.87微克，维生素C 8毫克。

选购方法

选购时，宜选择颜色金黄、个头饱满、无黑斑的香蕉，颜色发绿的香蕉还未成熟。

不适人群

脾虚泄泻者不宜食用，体质偏寒者、孕妇不宜多食香蕉。

食用宜忌

空腹吃香蕉容易使情绪波动大，且抑制心血管的正常运作，不利于健康。此外，没熟透的香蕉不宜食用，否则会加重便秘。

搭配宜忌

香蕉 + 牛奶	√	两者搭配，能补充丰富的维生素，舒缓压力，预防抑郁，同时有助于维持骨骼健康。
香蕉 + 冰糖	√	两者同食，可以润肺止咳。
香蕉 + 苹果	√	两者都含有丰富的膳食纤维，可以促进肠胃蠕动，起到润肠通便的作用。同时，苹果中钾元素含量丰富，能够减少下身堆积过多的脂肪。
香蕉 + 土豆	×	两者所含的物质会发生化学反应，同食会产生毒素，易使面部长斑。

推荐食用方法

直接食用、做沙拉、榨果汁。

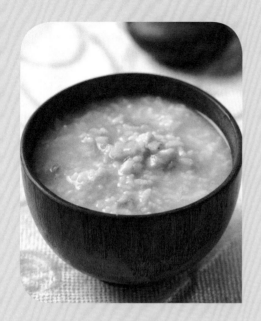

香蕉粥

原料 香蕉150克，糯米50克，粳米50克

调料 无

做法

1. 香蕉剥皮、切丁；糯米洗净，用清水浸泡1小时；粳米洗净，用清水浸泡30分钟。
2. 锅中加适量清水，倒入泡好的糯米、粳米及泡米的水，大火煮沸后，改小火煮至八成熟；将香蕉丁倒入锅中，继续煮至粥熟即可。

★ 推荐理由

　　这款香蕉粥有良好的强身健脑、降压通便的功效。

香蕉虾仁

原料 香蕉300克，虾仁200克，鸡蛋清50克

调料 淀粉、植物油、料酒、白糖、盐各适量

做法

1. 虾仁洗净、沥水，加少许料酒腌渍片刻，加适量淀粉抓匀。
2. 香蕉去皮、切块，沾满淀粉后放入蛋清中，沾满蛋清；净锅入油烧热，下入香蕉块炸熟，盛出备用。
3. 净锅入油烧热，下入虾仁翻炒，倒入香蕉块稍炒，加适量白糖、盐调味即可。

★ 推荐理由

　　这款菜不仅富含蛋白质、B族维生素，而且能养护脊椎。

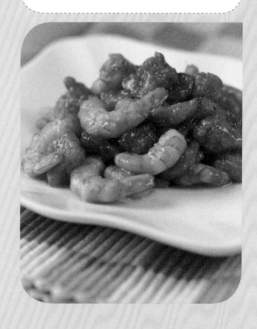

橙子 ··· 减轻脊椎的负荷

橙子是含维生素C较多的食物，维生素C可减少关节的磨损、促进骨胶原的合成。骨胶原是组成软骨和骨骼的重要成分，有利于修复肌肉、缓解关节疼痛。橙子中含有维生素P，能增强毛细血管的弹性，改善血液循环。橙子中还含有大量的果胶和膳食纤维，并且热量较低，具有降脂、减肥、排毒的功效，能在一定程度上为脊椎"减负"。

营养分析

每100克橙子含热量49千卡，蛋白质0.8克，脂肪0.2克，碳水化合物11.1克，膳食纤维0.6克，维生素C 33克，维生素E 0.6克，钙20毫克，镁14毫克，钾159毫克，磷22毫克。

选购方法

优质的橙子颜色佳、有光泽、大小中等、皮薄而紧致、果实坚实，有水果芳香。

不适人群

糖尿病患者不宜食用橙子。

食用宜忌

空腹吃橙子会刺激胃黏膜，易引起胃酸、胃胀。食用橙子不宜过多，一天一个即可。另外，不要用橙皮泡水饮用，因为橙皮上一般都有保鲜剂，很难洗净。

搭配宜忌

橙子 + 桃子	√	两者均富含维生素C，经常食用可预防关节损伤。
橙子 + 奶油	√	奶油中含有的胆固醇较高，与橙子搭配食用，可降低人体对胆固醇的吸收，控制体重。
橙子 + 豆浆	×	橙子中含有的鞣酸会影响人体对豆浆中蛋白质和钙元素的吸收。
橙子 + 虾仁	×	虾仁中富含钙质，与橙子中的鞣酸会形成鞣酸钙，进而刺激肠胃。
橙子 + 猪肉	×	猪肉中的蛋白质与橙子中的鞣酸结合后，会生成不利于人体消化的物质，易出现恶心、腹痛等症状。

推荐食用方法

直接食用、榨汁。

橙子胡萝卜汁

原料 橙子1个，胡萝卜60克

调料 柠檬汁少许

做法

1. 橙子去皮，切成块；胡萝卜洗净、去皮，切成块。
2. 将橙子块、胡萝卜块、柠檬汁及少许凉开水一起放入榨汁机中榨汁。
3. 将榨好的橙子胡萝卜汁过滤去渣，倒入杯中即可饮用。

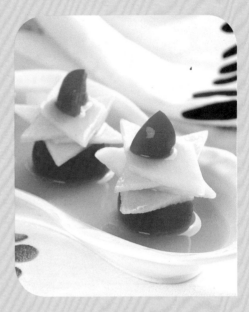

> ★ 推荐理由
>
> 　　胡萝卜营养丰富，是我们应常吃的能增强免疫力的食物。这款蔬果汁色泽美观，是健脾开胃、美容养颜、养护脊椎的好选择。

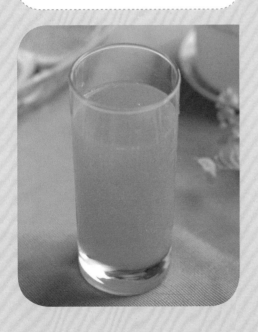

橙汁拌圣女果山药

原料 山药200克，圣女果、山药各100克

调料 鲜橙汁、蜂蜜、白糖各适量

做法

1. 圣女果洗净，切成方块，铺在盘底。
2. 山药去皮、洗净，切成片状，放入沸水中焯熟，用鲜橙汁、白糖泡至入味，摆放到圣女果上。
3. 在鲜橙汁、白糖味汁中，加适量蜂蜜调匀，浇在圣女果、山药上即可。

> ★ 推荐理由
>
> 　　山药具有补肾润肺的作用，与酸甜的橙汁同食，有益脊椎健康。

牛奶···全方位守护健康

牛奶被誉为"白色血液"，是公认的"最接近完美的食物"。牛奶中营养物质的种类十分丰富，至少有100种以上。其中糖类、脂肪、蛋白质的质量都很高，脂肪的消化率高于95%，蛋白质的消化率高达98%。此外，还含有8种人体必需氨基酸和大量的钙、磷、铁、锌、铜、锰、钼等矿物质。

营养分析

每100克牛奶含热量54千卡，蛋白质3克，碳水化合物3.4克，胆固醇15毫克，脂肪3.2克，钙104毫克，镁11毫克，钾109毫克，维生素C 1微克，维生素E 0.21毫克。

选购方法

优质牛奶呈乳白色，或稍稍带有微黄色；闻起来有明显的乳香味；无黏稠现象、无异物、无杂质，无凝结、无沉淀。

不适人群

返流性食管炎、缺铁性贫血、消化道溃疡、腹胀、腹痛、腹泻患者，以及乳糖不耐者、胃和腹腔切除手术后的患者、经常接触铅的人。

食用宜忌

不宜空腹饮用牛奶，否则牛奶中的多数营养成分会被快速消耗掉，无法补充身体对营养素的需求。因此，饮用牛奶时，最好搭配饼干、面包等食品。此外，牛奶不宜长时间高温蒸煮，也不宜冷冻，否则易造成营养流失。

搭配宜忌

牛奶 + 粳米	√	粳米能滋阴润肺，与牛奶搭配，能健脾益胃、强壮肌肉。
牛奶 + 红枣	√	红枣有补脾益胃的功效，两者搭配，适用于气血不足、四肢酸软等症。
牛奶 + 蜂蜜	√	两者同食能补益脾胃、强筋健骨。
牛奶 + 鱼肉	√	两种食材营养均非常丰富，搭配食用，尤其适合幼儿及老人补益身体，有利于养护脊椎。
牛奶 + 橘子	×	橘子中的果酸会影响人体对牛奶中营养物质的消化与吸收。

推荐食用方法

直接饮用、煮粥。

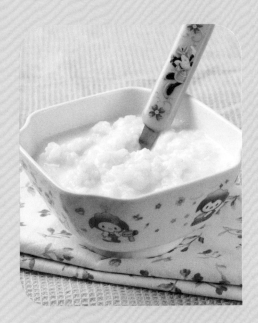 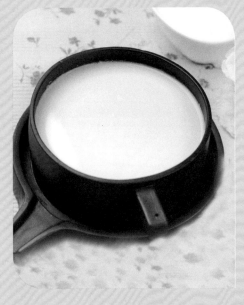

牛奶粥

原料 粳米50克，牛奶200毫升

调料 无

做法

1. 将粳米淘洗干净，用清水浸泡30分钟。
2. 锅中加适量清水，放入粳米及泡米的水，煮粥。
3. 粥熟后，倒入牛奶，稍煮即可。

黄豆牛奶豆浆

原料 黄豆100克，牛奶200毫升

调料 白糖少许

做法

1. 黄豆洗净，用清水浸泡6小时。
2. 将泡好的黄豆、牛奶一起放入豆浆机中，加入适量清水，启动豆浆机干湿豆档位，搅打10～20分钟，煮熟成豆浆，稍凉，盛入容器中。
3. 将煮好的豆浆用过滤网过滤、去渣滓，放少许白糖调味拌匀即可。

★推荐理由

　　这款牛奶粥制作简单，有良好的益肺和胃、养护脊椎的功效。

★推荐理由

　　这款豆浆中富含蛋白质、钙质和植物雌激素，经常饮用，能延缓衰老，强健脊椎。

对脊椎不利的饮食习惯

过量喝咖啡易患骨质疏松症

现代人工作压力越来越大，睡眠时间越来越少，要做的事情堆积如山，精神却越来越差，这时候该怎么办呢？很多人选择喝咖啡解乏提神，却不知道随着精神的一步步提高，身体里的钙质也在一点点流失。咖啡含有一种叫做单宁酸的物质，会导致钙吸收率降低。而且，咖啡本身就是很好的利尿剂，长期大量喝咖啡容易造成骨质流失，增加患骨质疏松症的风险。为了骨骼的强壮，每天喝咖啡最好不要超过2杯。

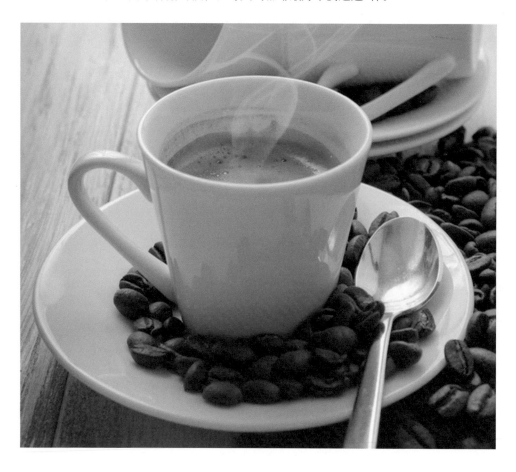

过量饮酒对骨骼有害

适量饮酒有活血通络、疏筋驱寒、消除疲劳的作用，但切忌过量。过量饮酒会造成体内酒精含量超标，不仅抑制成骨细胞，影响新骨的形成，还会进一步损害肝脏、肾脏的功能，影响维生素D的活化，降低钙、磷的吸收和利用，增加钙、磷的排泄，使钙、磷的代谢紊乱。这些对骨骼健康有重大影响的矿物质代谢出现紊乱后，极易造成骨质疏松，进而诱发或加重颈部和腰部疼痛，严重时可导致骨折。

建议不论红酒、啤酒还是白酒，每天饮酒都要限量。患有高血压、高脂血症、糖尿病、冠心病的朋友更应严格控制饮酒量，最好不要饮酒。

喝茶过频、过浓易伤骨骼

适量饮用清茶对身体极有好处，也有助于脊椎健康，但喝茶不宜过频、过浓，这是因为茶叶中含有的鞣酸可与食物中的钙、蛋白质相结合，形成不溶性沉淀物，影响钙和蛋白质的吸收、利用，进而易引起消化不良，导致多种营养物质摄入不足，影响骨骼的正常代谢。因此，长期过于频繁地喝浓茶容易诱发骨质疏松症。

此外，浓茶中含有大量的氟，肾脏是氟的主要排泄器官，过量的氟摄入人体后会加重肾脏的负担，超过肾脏的排泄能力时还会在肾脏中堆积，引起肾脏皮质与髓质肾小管损害。肾脏健康影响着骨骼健康，因此，为保护骨骼请不要过频、过浓饮茶。

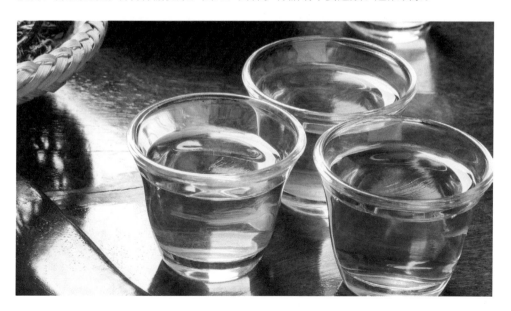

软饮料对骨骼有双重伤害

商场里琳琅满目的果汁、可乐、雪碧等软饮料在带来美味的同时，对骨骼的伤害也是巨大的，它们对骨骼有着双重伤害。首先，可乐、雪碧等碳酸饮料会导致钙从尿液中流失，经常饮用可造成人体缺钙，影响骨密度和硬度，严重时会引起骨质疏松。其次，软饮料的种类虽然多，但它们有着共同的特点——高糖，喝一瓶可乐就等于吃下10块以上的方糖，饱腹感极强，进而影响正常食欲，导致正餐时进食量减少，长期喝软饮料可导致营养不良，影响骨骼健康。建议尽量少喝或不喝软饮料，养成喝温开水的好习惯。

饮食过咸不利脊椎健康

食盐中含有大量的钠元素，过量的钠元素是导致血压升高的元凶，也是导致骨骼中钙流失的帮凶。研究表明，每摄入2.3毫克食盐会导致钙流失40毫克。此外，中医认为饮食过咸会损伤肾脏，同样不利于骨骼健康。《中国居民膳食指南》中建议每人每天的食盐摄入量以不超过6克为宜。

如何减少食盐摄入量

☆ 使用低钠盐烹调食物，减少钠的摄入量。
☆ 用限盐罐、限盐勺代替普通的盐罐和盐勺，方便控制食盐摄入量。
☆ 限量使用味精、酱油等含钠调味料，购买低钠味精、低钠酱油。
☆ 尽量少吃或不吃腌制食品、方便食品和快餐食品。
☆ 炒菜出锅时再放盐，使盐散在菜肴的表面。
☆ 选择清蒸、凉拌、炖煮等健康的烹调方法。

氢化油会破坏维生素K

氢化油这个名字听起来有点陌生，它的另一个名字大家就熟悉多了——植物奶油。氢化油广泛应用于面包、奶酪、人造奶油、蛋糕和饼干等食品焙烤领域，由于含有大量反式脂肪酸，食用后会增加罹患心血管疾病、糖尿病、不孕症、老年痴呆症等风险，很多国家已经限制其在食品领域的使用。

最新研究发现，氢化油的生产过程会破坏植物油里天然存在的维生素K。维生素K对强健骨骼非常重要，对于中国人来说，植物油是仅次于绿叶蔬菜的维生素K的第二大来源。为了骨骼的健康，建议少吃或不吃富含氢化油的食物，比如蛋挞、蛋黄派、起酥面

包、起酥饼干、威化饼干、巧克力布丁、冰
激凌、巧克力酱、奶茶、巧克力热饮等。

温馨小贴士

购买食品时先看清标签，如果标有"植物奶油""植物黄油""氢化油""起酥油"等字样，则不建议购买该产品。

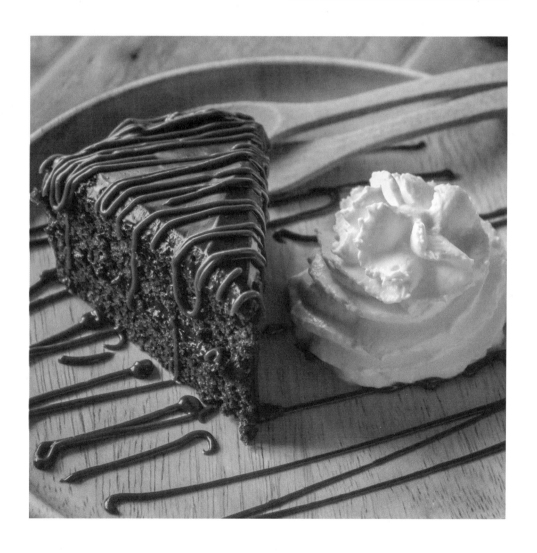

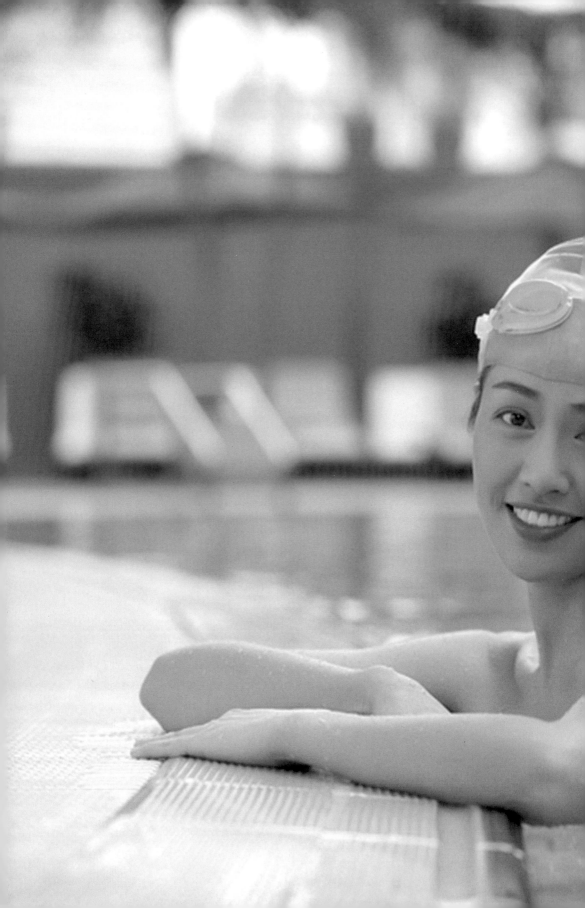

PART

05

养护脊椎，
科学运动要常做

脊椎出现僵硬、侧弯等，与我们长期久坐不动有着很大的关系，而适量运动能缓解脊椎的压力，改善脊椎血液循环。科学运动是维护脊椎健康极简单、也是极有效的方式，一些轻微的脊椎不适，可以通过脊椎操和瑜伽得到缓解。

散步、倒行、游泳，让脊椎放松

散步散出健康来

散步是极安全、也是极简单的有氧运动，非常适合上班族。正确的散步姿势，能放松脊椎，散步过程中双臂的自然摆动，能活动肩部、背部和腰部，缓解脊椎疲劳。长期坚持散步，还能预防骨质疏松。当然，上班族要散步散出健康来，必须掌握科学的方法。

端正姿式

头正平视，收腹缩臀；双脚平行，脚尖朝前；步幅均匀，步态稳健；手臂适度摆动，或用力前后摆动，以增进肩和胸廓的活动，这对有呼吸系统疾病的上班族尤为适用。

掌握呼吸

呼吸应采用吸气鼓腹、呼气收腹的方法；呼气应均匀缓慢，比吸气时间长。如果散步过程中感觉呼吸困难，应减缓散步速度。

选择步频

普通散步为每分钟60～90步，快速散步每分钟100步以上。普通散步适用于一般的自我保健；快速散步一般以7天为一个阶段，应根据自我感觉和脉搏来决定是否转入下一阶段，不要操之过急。

> **温馨小贴士**
>
> 散步锻炼，贵在坚持，每周至少5天，每天约45分钟。养成锻炼的习惯后，可适当延长散步的距离和时间，以稍出一点汗为好。

"倒行"也不错

倒着走，好处多

人向前走时，是足跟先着地，重心逐渐移向足尖；而倒退行走时，是足尖先着地，然后重心向后移到足跟，这样更有利于静脉血由肢体末梢向心脏方向回流，能更有效地发挥双足"第二心脏"的作用，有利于血液循环。另外，倒行时，改变了脑神经常规支

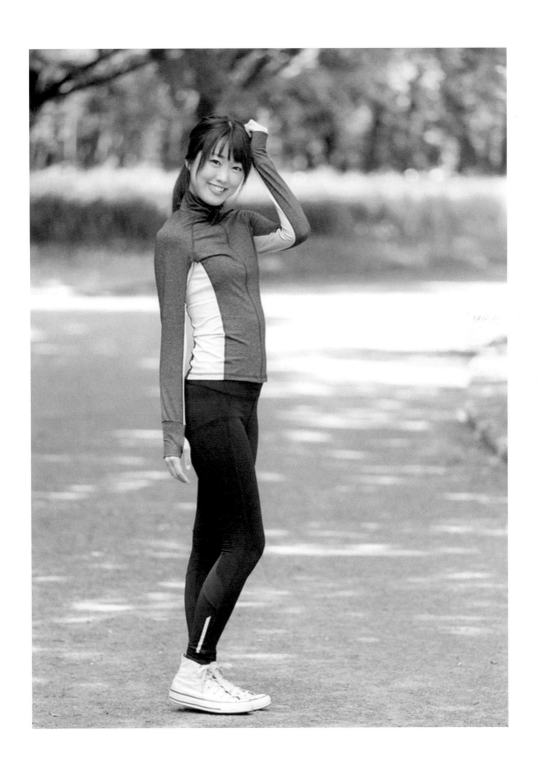

配运动的定式，启用了不少平时不常运用的神经结构，强化了脑的功能，有良好的健脑益智作用。

一个人每天至少要走3000多步，多者可达10000多步。长期向前行走，会使人体的肌肉分为经常活动和不经常活动两大部分，其中腰部肌肉经常处于紧张状态，长时间的部分肌肉紧张和另一部分肌肉的松弛会影响人体的微妙平衡。而倒行从生物力学角度上讲则可以弥补向前行走的不足，在给予不经常活动的肌肉刺激的同时，可有效地使紧张的肌肉趋于松弛，建立机体新的平衡。例如退着走，脚向后迈步时，骨盆倾斜的方向与向前走时的方向相反，从而使腰部肌肉及下肢肌肉充分放松，也有利于骨盆的健康。

温馨小贴士

高血压、心脏病及脑部疾病患者不宜选择蛙泳来养护脊椎，严重的颈椎病患者需征得医生同意才能进行蛙泳锻炼。

此外，由于倒行锻炼是一种人自然的活动方式，所以倒行时，可使人精神集中，心理趋于安定，神经的自律性得以增强。

倒行能使腰背部肌肉有规律地收缩和松弛，有利于腰部血液循环的改善，提高腰部组织的新陈代谢。倒行还能增强腰部韧带的弹性，提高腰椎的稳定性。由于许多上班族有不同程度的腰肌劳损，因此经常进行倒行运动，可以减轻疼痛，长期坚持这项运动，不仅能治疗腰肌劳损，还能矫正姿势性驼背，对提高脊柱关节及四肢关节的功能均有益处。

倒着走，有学问

散步时双手叉腰、两膝挺直，先倒退着走100步再正常走100步，如此反复，以不觉疲劳为宜。倒着走时必须注意安全，应选择平坦、宽阔、远离马路的地方进行。

蛙泳能改善脊椎不适

游泳对脊椎的益处

我们已经知道，将体重控制在理想的范围内，有助减轻脊椎负担。人在水中游泳时，会使身体产生大量的热量，加上人体在水中不停地运动，机体能量的消耗更大。为了维持机体的平衡，身体需要动员大量的贮备能源物质加速分解，补充散失和运动消耗的热量。

另外，游泳过程中身体受到冷水的刺激，还会反射性引起甲状腺素分泌增加，甲状腺素有减肥及保持正常体重的作用。而且，游泳可以改善四肢血液循环和新陈代谢，减轻骨关节的增生和肌肉酸痛。

蛙泳有益脊椎健康

蛙泳可以带动全身肌肉和关节参与运动，有利于促进身体血液循环、增大肺活量及塑身减肥。蛙泳特有的泳姿可以充分锻炼颈椎，仰头吸气与低头呼气的动作可以锻炼和修复颈部肌肉和韧带，上肢划水和压水的动作可以活动颈椎各关节。

此外，人在水里游动时，水波对颈椎可以产生柔和的按摩作用，水的浮力也会降低颈椎间盘及关节损伤、肌肉拉伤的风险。

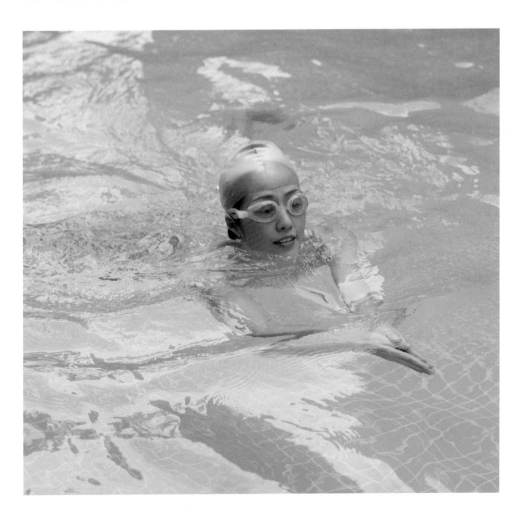

脊椎操，养护脊椎不生病

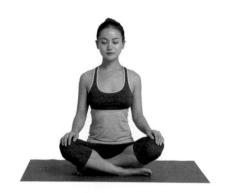

动作1：盘腿静坐

盘腿坐在垫子上，身体保持正直。下巴稍微内缩，两手放在大腿上。眼睛保持闭着的状态，身体放松，数自己的呼吸，吐气时从一数到十，反复数。

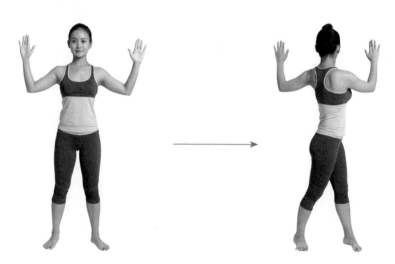

动作2：转身拍墙

背墙站立，脚跟离墙约一个脚掌的距离。两手掌心向前举起，手肘放松、自然下垂，肩膀放松，腰的力量才会集中。慢慢向左转身，面对墙壁，双手手掌平贴墙壁轻拍，停留1～3秒钟，身体回正，再换右侧重复。

教你从上到下放松脊椎

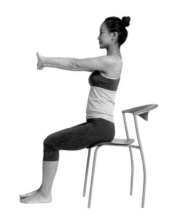

动作1

　　端坐在椅子上，两手在胸前交叉，手臂向前伸直，同时翻掌、掌心向外，保持10～15秒，放松，重复2次。

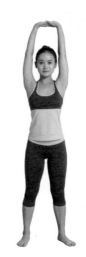

动作2

　　两腿分开与肩同宽，两手在胸前交叉，手臂向上伸直，同时翻掌、掌心向上，保持10～15秒，放松，重复2次。

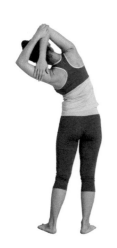

动作3

　　两腿分开与肩同宽，右手臂在脑后弯曲，左手握住弯曲手臂的肘部并向左侧轻拉，上身也向同侧倾斜，至极限保持8～10秒。换另一侧重复。

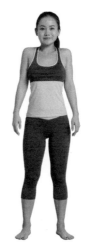

动作4

　　两臂放松，自然下垂，两肩向上耸肩，至极限保持3～5秒，放松，重复8次。

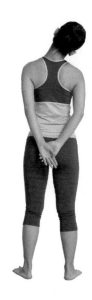

动作5

　　两手在背部自然交叉，头部带动肩膀向右侧倾斜，至极限保持8～10秒；再向左侧倾斜，保持8～10秒。

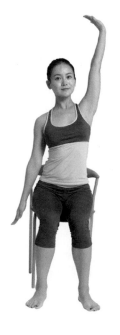

动作6

　　坐在椅子上，腰部挺直，左臂向上拉伸，右臂向下拉伸，至极限保持8～10秒。反方向做相同动作。

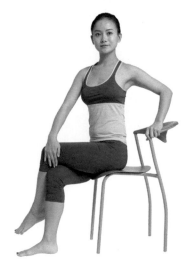

动作7

　　坐在椅子上，腰部挺直，左腿搭在右腿上，上半身尽量向左转，同时右手放在左腿膝盖外侧，左手抓着椅背，至极限保持8～10秒。反方向做相同动作。

动作8

坐在椅子上，腰部挺直，双手将腰部向前推，双肩打开，挺胸收腹，目视前方，保持10～15秒，放松，重复8次。

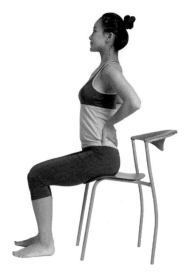

动作9

两腿分开与肩同宽，大脑中想象全身关节肌肉都向地面下垂放松，同时翻转抖动手臂8～10秒。

温馨小贴士

这套操能帮你从上到下全方位地放松脊椎，运动量虽小，但只要各关节活动到位，长期坚持，能有效预防脊椎病。

6 招助你预防颈椎病

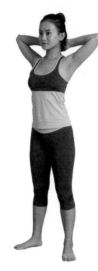

招式1：与项争力

两腿分开与肩同宽，两肘屈曲，双手十指交叉抱于头后，头向后用力，双手同时前推头一定阻力，坚持10秒钟后放松2秒，重复10~15次。

招式2：回头望月

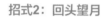

两腿分开与肩同宽，两臂自然下垂，两腿微曲，左手上举，手掌置于头后，右手放在腰背后，上体前倾45°，同时向右旋转，头随旋转向后上方做望月状，左右交替进行，重复6~8次。

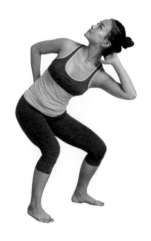

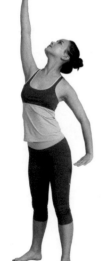

招式3：托天按地

两腿分开与肩同宽，两臂自然下垂，右手伸直上举，掌向上托起；左肘微曲，左手朝下按，头同时向后仰，向上看天，左右交替进行，重复6~8次。

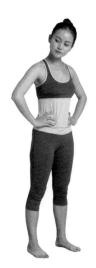

招式4：前伸探海

两腿分开与肩同宽，双手叉腰，头颈稍前伸并向右转，目视前下方，左右交替，重复6～8次。

招式5：伸颈拔背

两腿分开与肩同宽，双手叉腰，头顶部向上伸，如顶球动作，每次持续3～5秒，重复12～16次。

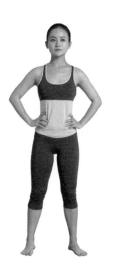

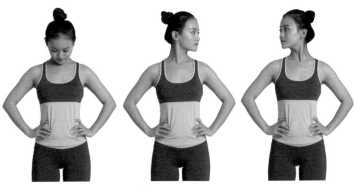

招式6：四面出击

两腿分开与肩同宽，双手叉腰，头颈放松，缓慢做向上抬头、向下低头的运动，重复6～8次。接着，做向左转头、向右转头的运动，重复6～8次。

随时随地做胸椎保健操

甩动胸椎

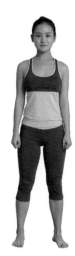

动作1：

两腿分开与肩同宽，双手自然下垂、握空拳，抬头、挺胸、收腹。

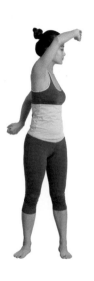

动作2：

右肘关节用力向左上方抬甩，右前臂略高于额头，身体随手臂自然转向左侧，同时左手用力向身体后方抬甩。

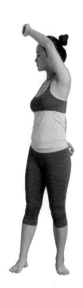

动作3：

左臂向前甩至略高于额头，身体随手臂自然转向右侧，同时右手用力向身体后方抬甩。左右各甩30次。

温馨小贴士

这套动作能促进肩背的血液循环，改善肩背僵硬的状况，可预防驼背和脊椎侧弯，还能增强心、肺、肝等内脏的功能。做运动时，要注意用肘带动胸椎和后背的活动，甩动时动作宜快，收回时动作宜慢。

敲打胸椎

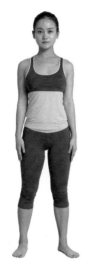

动作1:

两腿分开与肩同宽,双手自然下垂,抬头、挺胸、收腹。

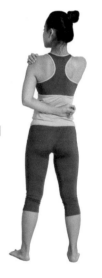

动作2:

用右手从前绕过脖颈,敲打左侧肩膀,左手敲打背部,敲打30次。

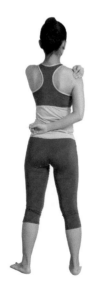

动作3:

用左手从前绕过脖颈,敲打右侧肩膀,右手敲打背部,敲打30次。

温馨小贴士

这套操能缓解肩颈酸痛,可振奋精神、预防胸闷气短,非常适合上班族练习。练习时,力度可稍重些,但要在自己承受的范围内。

简单易学腰椎保健操

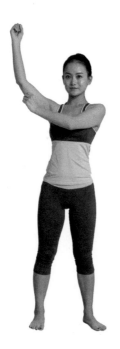

动作1:

两腿分开与肩同宽，双手半握拳。双臂一起向右上方甩动，下半身保持不动。

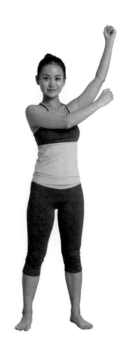

动作2:

恢复动作1的开始动作，双臂一起向左上方甩动。左右各重复30次。

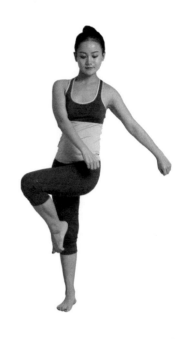

动作3：

　　恢复动作1的开始动作，双臂一起向左下方甩动，带动胸椎向左转，同时左腿抬高与腰椎一起向右转动。

动作4：

　　恢复动作1的开始动作，双臂一起向右下方甩动，带动胸椎向右转，同时右腿抬高与腰椎一起向左转动。左右各重复30次。

温馨小贴士

　　这套动作能扭转腰椎，改善腰部的血液循环，增强腰椎的灵活性，还能按摩腹部，改善大肠、膀胱、子宫等内脏功能。腰椎疾病患者最好不要尝试，以免加重病情。

仰卧甩腿

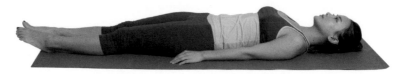

动作1：

仰卧在垫子上，双腿自然伸直，双手自然放于身体两侧。

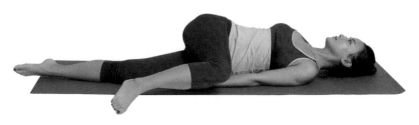

动作2：

右腿抬起，使小腿与大腿成90°、与地面平行，右腿向两侧横向甩动。

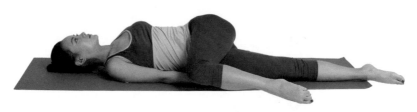

动作3：

换左腿重复上述动作，左右各重复20次。

温馨小贴士

这套操能运动骨盆和腰椎，有助于纠正骨盆不正，缓解腰酸腿疼的症状。运动时，动作到位才能起到锻炼效果，身体虚弱者可以适当减少次数。

瑜伽，脊椎养护的好方法

抱头半倒立式

这个姿势能放松脊椎，使血液流向大脑，还能有效改善失眠、消除疲劳。

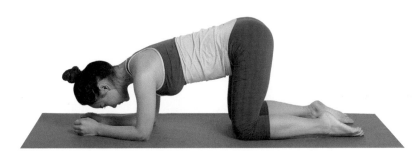

动作1：

趴在垫子上，以小臂、小腿接触地面、支撑身体，使大腿、小腿成90°，大臂、小臂也成90°。

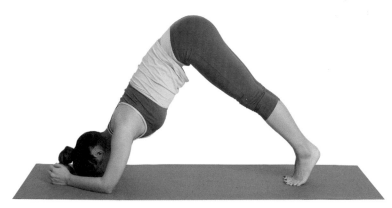

动作2：

将身体重心慢慢前移，两脚脚尖踩地。头顶触地，慢慢抬起臀部，伸直双腿。尝试把重心放在头和双脚，注意保持平衡。

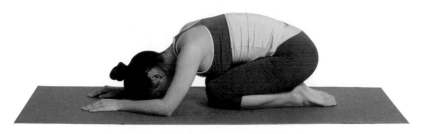

动作3：

调整呼吸，保持动作2姿势数秒，提起上身，放下臀部，跪坐在小腿上休息片刻，重复练习。

温馨小贴士

动作2是"抱头半倒立式"的重点，要注意尽量保持脊椎不要弯曲。此外，患有高血压、心脏病、眼压高的上班族不宜练习这套动作。

骆驼式

"骆驼式"因身体弓起酷似驼峰而得名。"骆驼式"可以让脊椎和肩膀变得柔软，能改善腰酸背痛、肩痛等症状。

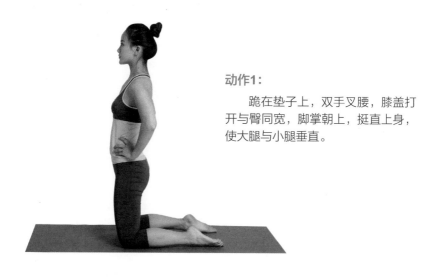

动作1：

跪在垫子上，双手叉腰，膝盖打开与臀同宽，脚掌朝上，挺直上身，使大腿与小腿垂直。

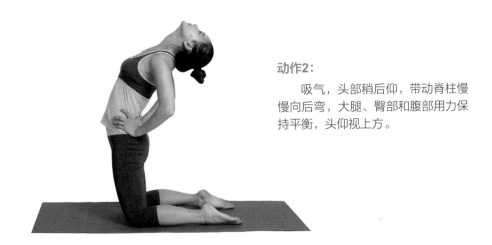

动作2：

　　吸气，头部稍后仰，带动脊柱慢慢向后弯，大腿、臀部和腹部用力保持平衡，头仰视上方。

动作3：

　　呼气，右手抓住在右脚跟上，左手再慢慢抓住左脚跟。吸气，抬高胸部，双手往脚掌方向用力，保持这个姿势10～15秒，均匀呼吸。双手自然下垂，慢慢恢复初始姿势。重复上述动作。

温馨小贴士

　　初学者若无法完成抓住脚跟的动作，不要勉强自己，让脊椎自然弯曲即可。

三角式

这个姿势可以伸展、按摩胸椎的第1到12节，腰椎的第1至5节，并刺激旁边的脊神经，能缓解肩颈酸痛、腰酸背痛等症状。

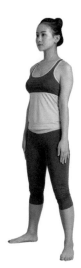

动作1：

身体呈站姿，双脚打开略宽于肩，挺直腰背，做深呼吸。

动作2：

一边缓缓吐气，一边身体慢慢前弯，双手按在前方的地板上。

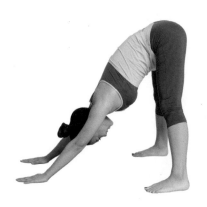

动作3：

吸气，背部下压，膝盖伸直，保持这个姿势10~15秒，并坚持有规律地深呼吸。慢慢起身，还原为初始动作。重复上述动作。

温馨小贴士

练习这个动作时，膝盖要尽量伸直，同时感觉尾椎上拉、背部下压，并收腹、收肛。

大树式

这个姿势可伸展颈椎、胸椎和腰椎，能拉伸放松脊椎，缓解脊椎疲劳和肩颈、腰背的疼痛。

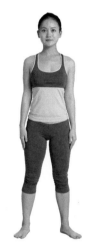

动作1：

自然站立，双脚分开与肩同宽，挺直腰背。

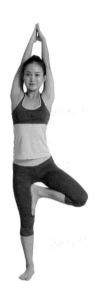

动作2：

右脚支撑身体，左腿弯曲，双手帮助左脚掌踩在右大腿内侧，脚趾朝下。吸气，双臂慢慢举过头顶伸直，双手在头顶上方合十，保持10~15秒。

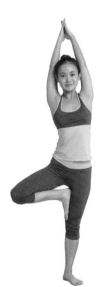

动作3：

放下左脚，休息片刻，换另一侧重复上述动作。

温馨小贴士

做这个动作时，除注意平衡外，全身肌肉最好紧绷上提，有助于保护脊椎。

半弓式

这个姿势可伸展腰椎的第1至5节，能消除背部疲劳，矫正背脊不正，还能调节内分泌、恢复体力。

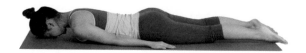

动作1：

俯卧在垫子上，额头着地，双腿伸直，手肘伸直放在身体两侧，掌心向下。

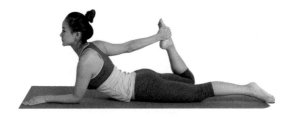

动作2：

抬头挺胸，右腿弯屈，右手抓住右脚，左臂轻扶在垫子上。

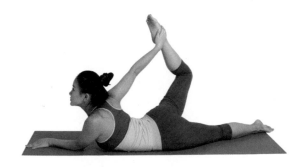

动作3：

吸气，右手抓住右脚抬高，至极限停留数秒。恢复起始姿势，换另一侧重复。

温馨小贴士

练习这个动作时，脚需要用力使身体拉高，同时使身体侧面有挤压感。另外，练习过程中不断做深呼吸，效果会更佳。

双环式

这个姿势能按摩腰部，缓解腰酸背痛等症状，非常适合久坐不动的上班族练习。

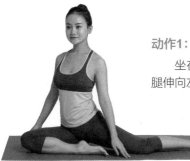

动作1：

坐在垫子上，右腿向内弯曲，左腿伸向左侧。

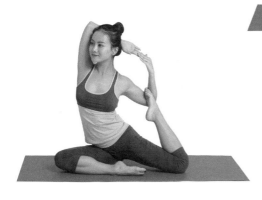

动作2：

左小腿弯曲，双手同时抓住左脚背。

动作3：

吸气，用左臂弯勾住左脚背，右手从头后方绕过与左手相触，吐气，挺直腰背，保持3～5个深呼吸。双手松开，放下左脚，换另一侧重复。

温馨小贴士

如果无法使双手相触，可以借助毛巾等辅助练习，练习的过程中注意保持腰背挺直。

弓式

这个动作可以扩展胸部，锻炼背部，矫正驼背，并防止臀部下垂，还能有效促进消化。

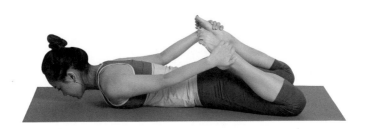

动作1：

俯卧在垫子上，弯曲双膝，两手分别抓住两只脚。

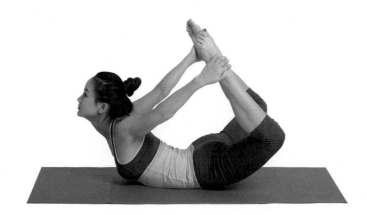

动作2：

吸气，将上半身和两腿抬离地面，尽量向上抬起，使整个人呈"U"形，手臂伸直。呼气，头颈后仰，收紧背部，保持 6 ~ 10 秒。呼气，松开双手，身体回落在垫子上，休息片刻后，重复上述动作。

温馨小贴士

在抬高上半身的同时，要注意收腹、夹臀、收肛，并配合呼吸进行。

滚背式

这个动作可滚动按摩胸椎、腰椎和尾椎，还能有效改善全身血液循环。

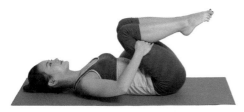

动作1：

平躺在垫子上，双膝弯曲，双手从膝盖下方抱住双腿。

动作2：

吸气，腹肌用力，使背部慢慢抬高离地。

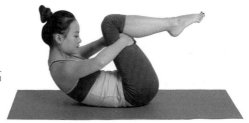

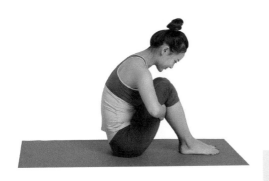

动作3：

吐气，使身体向前方坐起。接着，将身体向后倾倒，如此来回滚背10次。

温馨小贴士

滚背时，需要将背部弓成圆弧状，滚动起来更加顺畅，按摩脊椎的效果也较好。

扭转式

这个动作能拉伸腰椎，并刺激腰椎旁的腰椎神经，可缓解腰酸、腿疼，改善下半身血液循环。

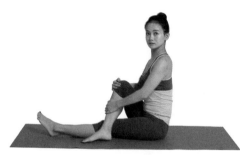

动作1：

坐在垫子上，挺直腰背，右腿屈膝踩在左腿外侧，左腿伸直不要弯曲。

动作2：

吸气，慢慢向左侧扭转上半身，将右手肘部抵住左腿膝盖，做举行状，左手伸直、按住地面，保持这个姿势10秒。

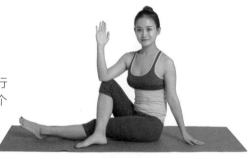

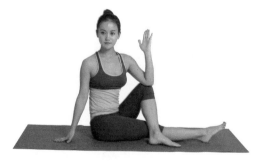

动作3：

呼气，将上半身慢慢回正，换另一侧重复。

温馨小贴士

练习这个动作时，要注意放松颈部、腰部，动作宜缓慢，切忌过快、过猛，以免造成损伤。

身印式

这个动作除了锻炼腰背外，还能拉伸骨盆，缓解坐骨神经痛、尿失禁、大腿酸麻等症状。

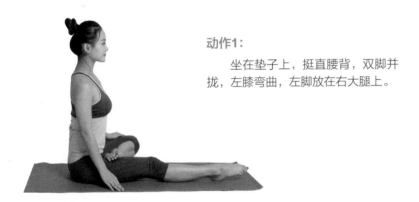

动作1:

坐在垫子上，挺直腰背，双脚并拢，左膝弯曲，左脚放在右大腿上。

动作2:

呼气，身体前倾，腹部靠近大腿，额头贴近小腿，脊柱向前拉伸，保持5个深呼吸。然后放松，换另一侧重复上述动作。

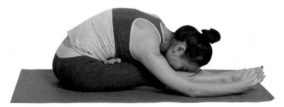

温馨小贴士

做这个动作时，除了使腰背和腿伸直外，还需要将会阴和肛门缩紧，以强化会阴部肌肉弹性。

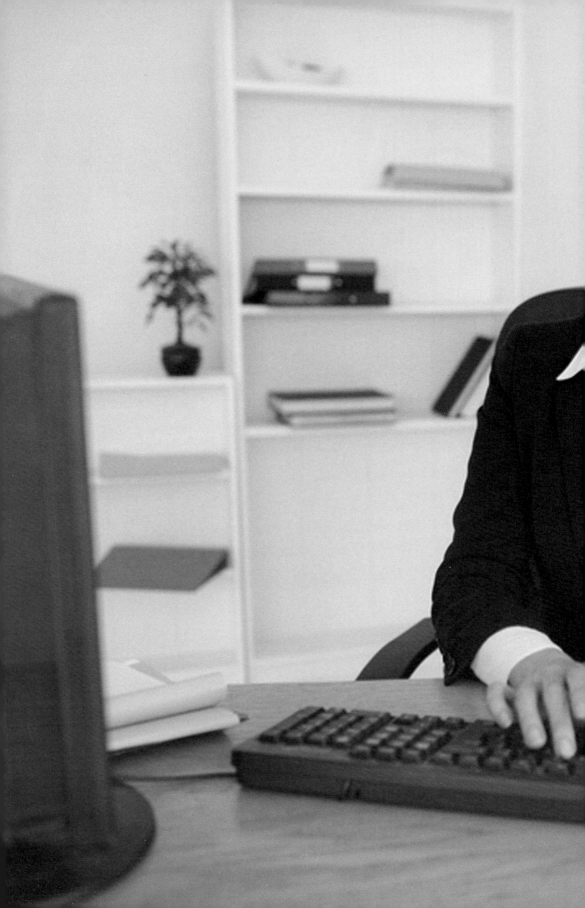

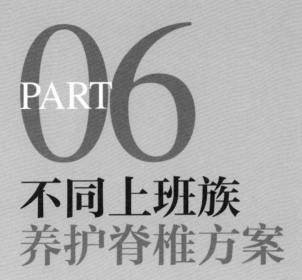

PART 06
不同上班族
养护脊椎方案

办公室一族、电脑一族、驾车一族、中老年上班族是脊椎病的高发人群，这与他们的工作方式和自身的身体特点密切相关。但我们要知道，高发并不意味着无能为力。本章我们就详细介绍了这几大人群该如何科学养护脊椎。

办公室一族

坐着的问题坐着解决

办公室一族大多坐着办公，很多人的脊椎问题是由长期久坐不动所引起。那么，办公室一族坐着办公又该如何养护脊椎呢？

姿势不当危害大

正确的坐姿能保持脊椎维持正常的生理曲度，如果坐姿不当，如坐时七扭八歪、长期伏案或翘二郎腿等，都会使肌肉对脊椎造成牵拉，容易使脊椎变形。正确的坐姿就是要将人体上半身的重心放在坐骨中间，并保持3个90°（上臂与前臂呈90°，腰部与大腿呈90°，大腿和小腿呈90°）。如果你的姿势不正确一定要及时调整，可能在调整初期你常会不自觉地坐回原来的姿势，只要时时提醒自己并调整过来，就会逐渐形成良好的坐姿习惯。

经常起身活动

即使再理想的姿势，超过50分钟也会给脊椎增加压力，所以最好每40分钟就起来活动一下，调整一下自己的体位，不要让腰椎长期处于受压迫的姿势。很多年轻的办公室一族，工作起来比较投入，一坐一上午，常常忘记要起身活动一下，年轻时或许感觉不明显，经过长期的积累，由量变到质变，到中年时，各种脊椎病就会找上门。因此，为了自己的健康着想，一定要时常起来活动一下身体，这对于提高自己的工作效率也大有益处。

椅背垂直容易累

人体腰椎的生理曲度是向前凸的，所以腰背不能处于同一平面。现在很多办公座椅的椅背都是垂直的，经常坐这样的椅子腰椎容易累，长此以往，还可能导致慢性腰肌劳损。所以，最好选择腰椎位置突起的座椅，能使腰部的肌肉、关节充分放松。如果条件不允许，可以在腰部加个靠垫，靠垫最好能使背部贴在椅背上，并支撑腰椎，使腰背保持正常的生理弧度。另外，还可以考虑在脚部垫一个箱子，使膝盖的高度高于臀部，能减少脊椎承受的压力。

不可不知的养护脊椎细节

避免伏案午睡

适当午休能缓解上午的疲惫，提高下午的工作效率，调节身心状态。但如果睡眠姿势不当，不仅睡眠质量差，还可能危害脊椎健康。伏案午睡的姿势，会牵拉颈椎和腰椎，并且腰椎承担的负荷增大，时间长了容易导致脊椎变形、腰肌劳损等问题。另外，也不要靠着椅背打盹，否则睡熟后头会不自觉地低下去，这样颈椎不仅会承担较大负荷，还会因长期牵拉改变颈椎正常的生理曲度。

最好到床上（如折叠床等）进行午休，如果条件不允许的话，可以将颈枕套在脖子上，进行午休，但应注意这种姿势不宜时间过长。

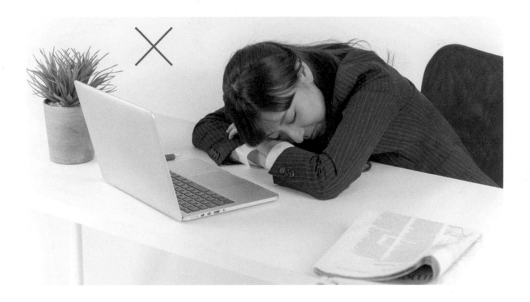

吹空调注意保暖

现在很多人夏季都会在空调屋里办公，空调屋呆着虽然舒服，但对人体健康而言却是弊大于利。脖子裸露在外，寒气会导致颈部肌肉收缩、血液循环减慢，容易导致颈部椎间盘组织平衡失调，出现脖子僵硬、酸痛、一侧肩膀发沉的现象。所以，办公室一族夏季最好不要将办公室的温度调得过低，一般不要低于25℃，且不要让空调对着肩膀直吹。另外，可以准备一件披肩，避免寒气侵入颈部，晚上睡前可以冲个热水澡，改善颈部受寒，使肩颈的肌肉得以放松。

很多办公室一族为了提高工作效率，常常一边把电话夹在脖子和肩膀中间打电话，一边腾出双手整理其他文件，这个过程如果持续时间过长，放下电话后就会感觉脖颈酸痛。虽然颈椎是脊椎中最为灵活的部分，但侧弯对颈椎来说是一个难度较高的动作。如果颈椎一侧的肌肉、筋膜、韧带和关节被极大程度地拉伸，则容易导致颈椎两侧受力不平衡，容易诱发颈椎病。所以，不管手头工作多忙，一定不要歪着脖子打电话，且最好左右两侧轮换接听电话。

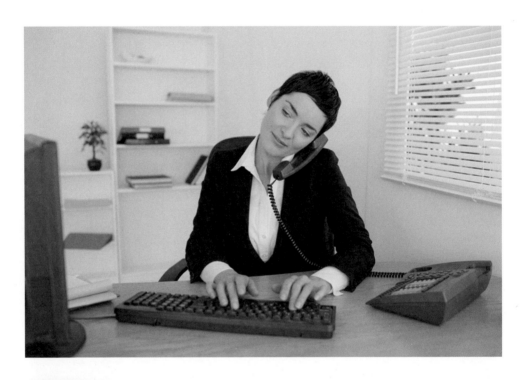

备一双软底鞋

很多办公室一族为了自身的形象，每天穿高跟鞋或皮鞋上班。其实，高跟鞋对腰椎、骨盆、膝关节和跟腱都会造成伤害。研究发现，鞋跟每增高1厘米，腰椎的后伸和腰肌的收缩就会成倍增加，对腰椎的损伤也就越大。而皮鞋的鞋底较硬，走起路来，不能很好地缓冲来自地面的冲击力，也会对腰椎造成损害，易加重腰背疼痛。所以，最好在办公室备上一双软底鞋，平时不见客户或不开会时，可以换上软底鞋。另外，在选购高跟鞋和皮鞋时，不宜选择鞋跟过高或鞋底过硬的鞋。

办公室养护脊椎小动作

大腿前后移

这个动作可拉动大腿、臀部、尾椎等部位，并能刺激相关穴位，调节骨盆位置，改善坐骨神经痛、便秘等问题。

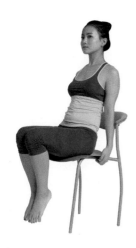

动作1：

端坐在椅子前2/3处，抬高双腿，使大腿与小腿成90°，双手置于两侧。

动作2：

膝盖做有规律的前后运动，如左进右退、左退右进。一个来回为一次，共进行20次。

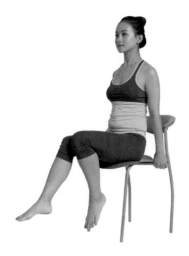

温馨小贴士

做这个动作时，幅度要以骨盆有拉伸感为宜，动作不宜过快。

腰部上下拉

这个动作能上下反复拉动腰部的肌肉、活动腰椎，避免腰椎变形，能改善腰酸骨刺、强直性脊椎炎等疾病。

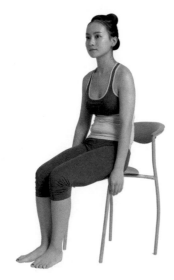

动作1：

端坐在椅子上，将力量集中在腰部。缓慢地将挺直的腰部进行放松，变为塌腰姿势，保持几秒。

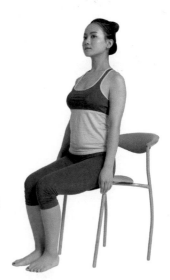

动作2：

再慢慢将腰部肌肉挺直，反复进行上述运动。

温馨小贴士

做这个动作时，动作不宜过快，以免用力不当造成腰椎损伤。

拉伸斜方肌

这个动作能拉伸斜方肌，可有效缓解肩颈酸痛，非常适合办公室一族。

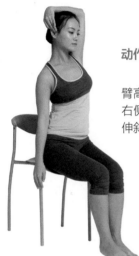

动作1：

    端坐在椅子上，全身放松。将左手臂高举，绕过头顶正上方，揪住右耳，右侧耸肩再放松，持续5次，尽可能拉伸斜方肌。

动作2：

    换另一侧重复同样的动作。

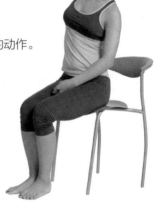

温馨小贴士

    做这个动作时，要保持背部挺直、避免驼背、塌腰等不良姿势。

脊椎扭转

这个动作可拉伸腰部的肌肉，有利于腰椎的健康。

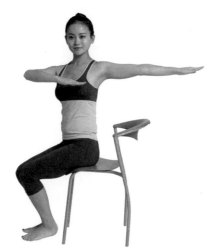

动作1:

　　坐在椅子上，收紧小腹，双臂向前平举。身体缓慢左转，并保持髋关节稳定，保持5秒，然后恢复原状。

动作2:

　　身体缓慢向右转，重复上述动作。左右两侧分别做10次。

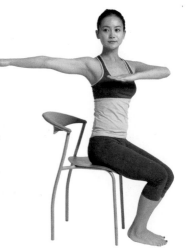

温馨小贴士

　　做这个动作时，一定要保持髋关节的稳定，既不要前倾也不要后倾，因为如果骨盆的位置出现偏差，也会影响腰椎的位置。

电脑一族

电脑摆放有讲究

　　许多人上班都会使用电脑，电脑大大提高了工作效率，同时也会给人体健康带来威胁，电脑使用不当易导致颈椎病、鼠标手、视力下降等问题。那么，上班族该如何正确使用电脑呢？

显示器要摆在中间

　　如果显示器摆放的位置偏左，就会使脊椎左侧的肌肉处于紧绷状态，脊椎右侧的肌肉处于伸展状态；如果显示器的位置偏右，就会使脊椎右侧的肌肉紧绷，左侧的肌肉伸展。长此以往，容易导致脊椎歪斜或变形，不仅容易使人出现头痛、背痛等慢性疲劳症状，如果压迫神经，还会影响相应脏器功能的发挥。所以，显示器的位置必须与人体、椅子的中线保持一致。

显示器高度与视线持平

　　显示器的高度必须与视线持平，显示器上的起点线必须与眼睛保持在同一水平面上。如果显示器的位置过高，脖颈过分上扬，容易改变颈椎正常的生理曲度；如果显示器的位置过低，经常低头容易导致生理曲度反张弯曲。

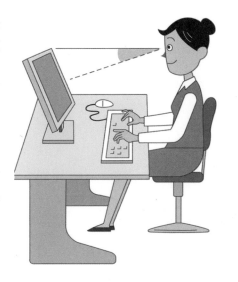

温馨小贴士

　　如何判断显示器安装的位置是否恰当呢？方法非常简单，首先你要记住电脑显示器上你经常看的位置，然后闭上眼睛上下左右转动头部，当颈部肌肉完全放松后，睁开眼睛，看眼睛是否首先落在你记住的位置上。如果刚好落在那个位置上，就说明显示器安装的位置比较合适。

除了显示器的摆放外，键盘、笔记本和笔等物品的摆放也十分重要，如果看完电脑后，再埋头工作或敲击键盘，一天下来，颈椎频繁活动，你也会感觉颈部明显疼痛。所以，最好将键盘、笔记本和笔等物品放在与显示器高度一致的地方。

避免长期盯着电脑

长期一个姿势盯着电脑，对颈椎和腰椎的伤害极大，容易导致颈部和腰部僵硬、酸痛，时间长了还可能改变头部的位置。所以，电脑一族工作一段时间后，可以稍微活动一下头部。还有的电脑一族不仅上班"盯住"电脑不放，下班后还会坐在电脑前打游戏、逛网站、看电影等，加上乘车时还可能会低头玩手机，这就使颈椎长期处于超负荷状态，势必会对颈椎造成慢性损伤。所以，电脑一族下班后尽量避免玩电脑。

电脑一族的肩膀和大臂容易处于紧张状态，出现僵直或疼痛，不妨在闲暇时练练"扇翅膀"，哪怕只有1分钟，相信也能大大缓解疼痛感。具体做法是：端坐在椅子上，手指尖分别放在两侧的肩膀上，两肘向上运动，然后向下放松，重复上述动作。

笔记本电脑危害大

笔记本电脑因为重量轻，易于携带，非常受人欢迎。殊不知，笔记本电脑并不符合人体的设计，其屏幕位置过低，屏幕与键盘之间的距离也过低，操作时得僵着脖子看屏幕，使颈椎、项韧带、后纵韧带过度拉伸，会造成颈椎负担过重，容易产生疲劳。如果将笔记本抬到眼睛适合的位置，又容易造成手臂和肌肉劳损，也就是我们常说的颈椎病、肩周炎、腰椎炎。

长时间使用笔记本电脑，人的脊椎负荷过重，容易引发健康问题。所以，平时最好用台式电脑代替笔记本电脑，如果必须使用笔记本电脑，最好使用笔记本支架将电脑屏幕抬高，使视线与屏幕持平，从而使颈椎保持正常的生理曲度，自由地调整头部、手臂，防止酸痛。

温馨小贴士

现在人们外出时，为方便常会携带平板电脑，很多人习惯坐车时用平板电脑收发邮件、看电影或打游戏，但长时间低着头，尤其是在移动的地铁或公交车上，容易对颈椎造成损伤。所以，最好减少平板电脑的使用，连续使用不宜超过30分钟。

电脑一族养护脊椎小动作

前俯后仰

这套动作能锻炼、放松颈部肌肉，缓解长期使用电脑导致的肌肉僵硬。

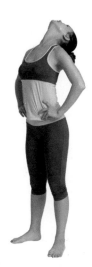

动作1：

　　自然站立，双脚分开与肩同宽，双手叉腰。先抬头，然后慢慢后仰，同时吸气，两眼望天，停留片刻。

动作2：

　　头部缓慢向胸前低头，同时呼气，两眼看地，停留片刻。将上述姿势上下反复进行8次。

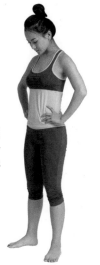

温馨小贴士

　　向前低头时，要闭上嘴巴，使下颌尽量紧贴前胸。做这套动作时，动作宜轻松、缓慢。

举臂转身

这组动作锻炼的幅度较大，不仅能缓解肌肉疲劳，还能纠正颈椎、胸椎和腰椎不正。

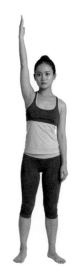

动作1：

　　自然站立，双脚分开与肩同宽，右臂举起、不要弯曲，左臂自然放在体侧。

动作2：

　　抬头看向指尖，身体随之向左倾。

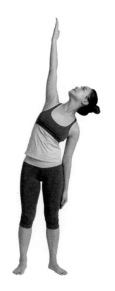

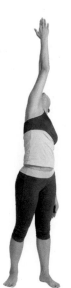

动作3：

　　身体慢慢转向左侧，至极限处停留片刻。再做反向运动，恢复到动作1。换身体另一侧重复。

温馨小贴士

　　转身的时候，尽量转到不能转为止。此外，要注意尽量保持脚部不要移动。

驾车族

驾车族姿势正确很重要

有数据显示，在患颈椎病的人群中，驾车族约占20%以上。另外，腰椎盘突出也容易找上驾车族，这与汽车座椅的设计和不良的驾车姿势有关。

驾车时，人处于高度紧张的状态，驾车族的身体会不自觉地向前微倾，增加了颈椎的负荷，容易累积造成颈椎病。另外，有的人还喜欢把座椅调得过高，这样更容易使颈椎处于前探的姿势，对颈椎的危害极大。很多长途汽车司机、出租车司机需要长时间驾驶汽车，这也是对腰椎极大的考验和伤害。此外，身体与脚踏距离不合适、手臂长期处于悬空状态，也不利于脊柱健康。那么，驾车时，什么样的姿势对脊椎比较好呢？

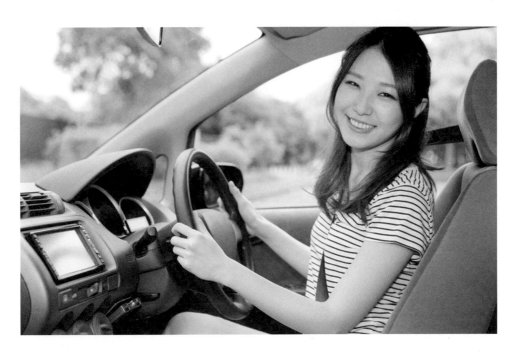

正确的驾驶姿势

☆ 身体正对方向盘、头正肩平，视线水平，两腿自然分开，踩在油门和刹车上。

☆ 驾驶的座椅靠背最好向后倾斜10°，同时驾驶座位与方向盘之间的距离应适宜，不宜过大。

☆ 上身微微后倾，使头部、颈部、背部、腰部能有效接触座椅，胸部略挺、小腹略收，保持脊椎正常的生理曲度。

☆ 一般车内的座椅不符合人体生理的设计，所以最好在颈部和腰部垫上保护枕。

☆ 右手握在方向盘3~4点钟的位置，左手握在方向盘9~10点钟的位置，左手需高于右手。

驾车族即便姿势再正确，同一个姿势开车数小时，也会导致脊椎僵硬、酸痛，所以驾车族最好在驾车过程中，每隔一小时就停车下来活动一下身体。人的脊椎是有寿命的，过度消耗身体只会加速脊椎老化，使脊椎过早出现病变或衰退，很多出租车司机在车里一坐就是一整天，虽然没有出现明显的疼痛感，但一天下来，身体总是感觉很疲惫，其实这就是脊椎过劳给我们发出的信号。驾车族一定要关爱自己脊椎的健康，脊椎才能回报给你一个舒展、放松的身体。

谨防追尾伤了脊椎

在追尾事故中，有70%的伤者受伤部位都发生在颈椎，这是为什么呢？在发生追尾时，如果驾车族的头部没有靠在颈枕上，驾车族的身体会在座椅和靠背的带动下，突然猛烈地向前移动，而头部由于惯性的作用，脊椎会快速地向后拉伸，容易损伤颈椎。

所以，为了防止追尾中伤害颈椎，最好在颈部垫上保护枕，驾车过程中使保护枕起到托扶的作用，在追尾发生时，也能有效缓解颈椎受到的冲击力。

驾车族在行驶过程中，难免会遇到前方突然出现障碍物或前方车辆骤停的情况，这时就需要紧急刹车，头部由于惯性的作用会迅速向前伸，给颈椎一个突然向前的力，而身体由于座椅摩擦力的作用，移动的幅度较小，容易导致颈椎损伤。为了尽量避免这种情况发生，驾车族在驾车过程中，一定要集中注意力，留意前方的一举一动，并且行驶的速度不宜过快。

温馨小贴士

女司机最好不梳马尾辫。

驾车族中不乏女司机，女司机在驾车的过程中最好不要梳马尾辫。马尾辫会使颈部不能很好地靠在颈托上，汽车在行驶过程中，会经常加速或减速，这样就会带动颈部前倾后倒，容易损伤颈椎。

驾车族养护脊椎小动作

挺胸展肩

这套操能伸展脊椎的各关节，还可以伸展肩关节，能纠正驾车的不良姿势，防止含胸驼背、腰椎间盘突出。

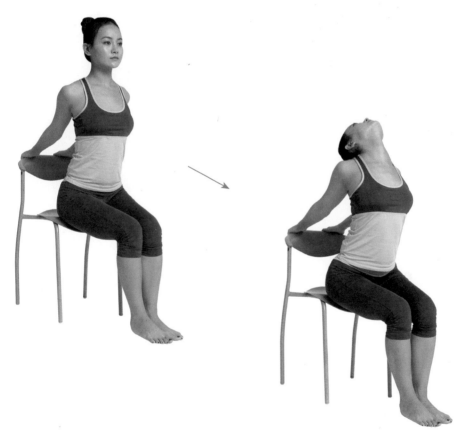

动作1：

坐在座椅上，腰背挺直，双臂向后伸，双手抓住坐椅椅背。尽量向前挺胸，脸向上仰，重复做6次。

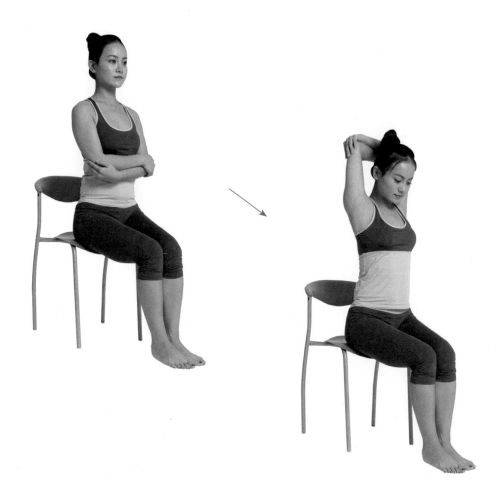

动作2：

    双手环抱住肘关节，然后将双臂抬起放在脑后，低头，眼睛向下看，同时深呼吸5次，再恢复到原来的姿势，重复做6次。

温馨小贴士

- -

    这套操可以在堵车的时候坐在车里进行，能随时随地养护脊椎。

中老年上班族

中老年人更要重视养护脊椎

人到中老年后，更容易被脊椎病困扰，不仅易出现肩颈酸痛、腰酸背痛等常见症状，如果护理不及时，还容易使脊椎压迫相应神经，导致头、眼、心脏、血管等一系列的器官和组织出现问题。如果脊椎间的增生物挤压动脉或脊髓，还会造成大脑供血不足、肌肉萎缩、昏厥、中风等严重后果。那么，为什么脊椎病偏爱中老年人呢？

人的器官发育到一定程度就会逐渐退化，脊椎也不例外，椎体和椎间盘及各种韧带随着年龄的增长发生退行性改变，容易导致疾病的发生。脊椎退变是一个不可逆的过程，但如果注意养护脊椎，则能有效延缓其衰退的进程。脊椎长期负荷过大，导致慢性劳损，还会引起椎间盘弹性减弱、小关节紊乱、韧带增厚等慢性病理改变。另外，很多中老年人的内分泌功能紊乱，会影响骨的代谢过程，易引起腰椎韧带和关节松弛，引发腰椎病。

很多中年人患脊椎病后，因为"上有老，下有小"，各方面压力比较大，因而常常使脊椎过度劳累，有些人还会忽视疼痛，不注意休息，而通过止疼药来解决，这样往往会加重病情的发展。一些老年人在治疗脊椎病时，也存在着一些误区，他们总认为是上了年纪导致，不进行专业诊治，这样任由脊椎病变发展，可能引发其他严重疾病。无论如何，中老年上班族一定要重视脊椎的健康，平时不仅要注意保养，一旦出现脊椎病症，应及时到专业医院进行诊治。

温馨小贴士

中老年上班族要养护脊椎，最好平时进行适当运动，增强肌肉强度，改善脊椎劳损的问题。但要避免剧烈运动或运动过度，如过度转脖，因为中老年人的脊椎本身比较脆弱，运动不当可能导致脊椎或两侧的肌肉发生损伤，起到相反的作用。

远离骨质疏松症很重要

生活中，许多人常常忽视骨质疏松症，平时不重视保养，往往是发生明显的腰痛，甚至骨折后，一查才发现自己患了骨质疏松症。骨质疏松症是中老年人一种常见病和多发病，主要是由于骨量减少、骨的微观结构发生退化，而导致骨骼的脆性增加以及发生骨折的一种全身骨骼疾病。骨质疏松早期一般无明显症状或症状轻微，随着骨质丢失的加重，可能会伴有严重的腰背疼痛、身长变短、驼背、椎体或髋部骨折，还可能会影响呼吸功能，出现胸闷、气短和呼吸困难等症状。

其中，对人体影响最大的非骨折莫属了，而脊椎是人体最容易发生骨折的部位，其次是髋部。骨折后，不仅会影响人的正常活动，而且恢复较慢，需要长时间卧床，容易继发肺部感染、泌尿系统感染、静脉血栓等严重并发症。所以，中老年人在日常生活中应积极预防骨质疏松。

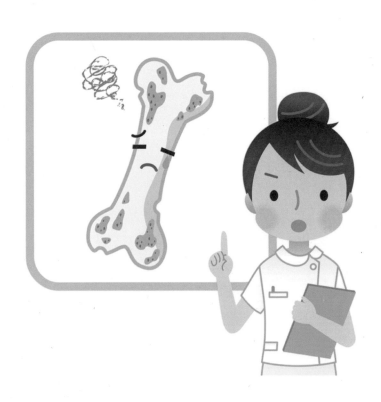

补充钙元素

骨骼内钙的流失量增加是引发骨质疏松的直接原因，所以日常饮食应适当多吃高钙的食物，如豆类及豆制品、虾皮、虾米、海鱼、动物骨、芝麻酱、蛋类、牛奶、蔬菜等。另外，维生素D能促进钙质的吸收，平时应多吃富含维生素D的食物，但自然界中只有很少的食物中含有维生素D，如海鱼、动物肝脏、蛋黄、奶油、瘦肉、坚果等。

多晒太阳

紫外线能刺激皮脂产生维生素D，所以经常晒晒太阳也能促进体内维生素D的合成。但要避免在阳光强烈的时候暴晒，最好在上午10点前和下午3点以后晒太阳，每天上午下午各晒一次，每次晒10分钟，保证体内维生素D充足。

少喝碳酸饮料和咖啡

碳酸饮料中含有较多的糖分，摄入过多，会降低人体对钙的吸收，加快钙流失。而咖啡中所含的咖啡因，过量摄入后会产生轻度利尿的作用，增加尿钙的排出，导致体内钙质流失。所以，中老年人应尽量少喝碳酸饮料和咖啡。

适当运动

适当运动能增强骨密度、强化骨骼，延缓骨质疏松，且运动过程中也增加了日照，为身体补充了维生素D。建议平时可以做一些打太极拳、跳广场舞、散步等适合自身体质的运动。

避免跌倒

跌倒是导致骨折的常见诱因，尤其是老年人因腿脚灵活性变差，稍有不慎，容易发生跌倒，所以老年人平时应穿防滑鞋，避免走路过快或进行危险性动作。另外，老年人胸腰椎骨折可能是由于拿重物不当、咳嗽或坐车颠簸等因素引起，所以平时活动过程中一定要注意保护好脊椎。

慎用药物

一些常见的药物会影响体内骨质的代谢，如利尿剂、甲状腺补充品、抗血凝素、四环素、异烟肼、抗癌药、泼尼松等，服用后会加速骨质疏松进程，应尽量避免服用。如果不得不服用时，也要注意补充钙质。

温馨小贴士

骨质疏松症并非老年人的专利，一些甲状旁腺机能亢进、甲状腺机能亢进、糖尿病、系统性红斑狼疮、类风湿性关节炎等疾病的患者也容易发生骨质疏松症，而这些患者以年轻人居多。另外，性激素水平较低、体重较低、常年吸烟、过度饮酒者也是骨质疏松症的高危人群。

中老年养护脊椎小动作

这个动作非常适合在睡前进行，能有效放松脊椎、肩部和腰部，改善驼背、腰椎不适等症状。

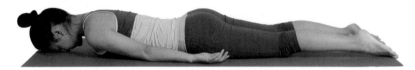

动作1：

俯卧在床上，额头贴于床面，两臂放于体侧，手心朝上。

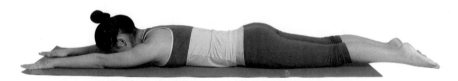

动作2：

两臂从体侧开始缓缓伸向头顶，掌心朝下，使手、脊椎、腿在一条直线上。闭上双眼，让全身逐渐放松下来，将意识集中在呼吸上。

温馨小贴士

做上述动作时，要保持头、颈、背在一条直线上，如果脊椎歪斜着练习，则可能起到反作用。

坐姿触脚

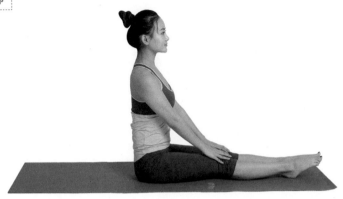

动作1：

坐在垫子上，伸直双腿、绷直脚背，将双手分别放在两个膝盖上。头部不要歪斜，脊椎不要弯曲，使上身与腿部成90º。

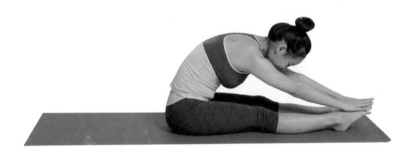

动作2：

缓缓向前俯身、弯腰，双手从膝盖滑向脚背，至极限保持8～10秒。重复上述动作。

温馨小贴士

做动作时，以自我感觉舒适为宜，不要强求非要手触脚背，以免造成损伤。

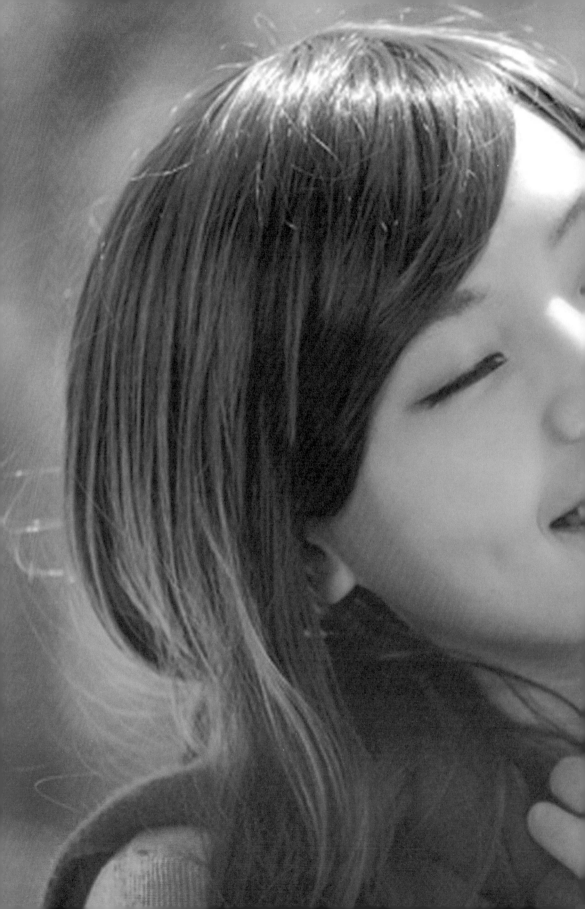

PART 07

常见脊椎病的
防治与护理

　　患了脊椎病后，正确的护理方法有助于尽快康复，如果护理不当，则可能加重病情。专业的医生不可能24小时都陪伴在我们身边，掌握好科学的护理方法也能增强治疗的信心。另外，多了解常见脊椎病的症状，有助于我们及时发现病情，尽早治疗。

脊椎侧弯

有关脊椎侧弯，你了解多少

人体正常的脊椎从侧面看不是一条直线，从头颈部到骶尾部有两个"S"形弯曲，分别是颈曲、胸曲、腰曲和骶曲4个正常的生理曲度。从脊椎的正面或后面看，脊椎近似呈一条直线，如果脊椎向侧面出现弯曲，就表现为脊椎侧弯。

上班族长期坐着，如果姿势不当，如跷二郎腿等，使一侧负荷多于另一侧，容易导致脊椎侧弯。有的上班族在上班过程中习惯歪着一条腿坐，这很可能说明你已经出现了脊椎侧弯，身体为了调整脊椎侧弯，而不由自主地"坐正"了，但这很可能会坐出两道弯来。

如果你发现自己长期左右不对称，手、脚不等长，背部不对称、驼背、骨盆和肩部出现倾斜、站不正、坐不正等现象，很可能已经出现了脊椎侧弯，最好到医院进行检查。

那么，脊椎侧弯会对上班族有哪些影响呢？

> **温馨小贴士**
>
> 脊椎侧弯不能仅凭肉眼从外观来判断，需要到医院进行科学的测量才能确诊。一般来说，患者站立时，脊椎侧弯的角度大于15°会被确诊为脊椎侧弯症。如果小于15°，也不能忽视，任其发展则可能会引发脊椎病。

影响外形

脊椎位于人体上半身的中轴线，能协调上半身的活动，并支配下半身的活动。当脊椎发生弯曲时，势必会牵连人体的形体发生改变，如驼背、身体扭曲等。

影响工作

外形的异常，还容易导致患者产生自卑心理，使患者不能充分展现自己的才能。另外，脊椎侧弯也会伴有身体不适，会限制工作内容的选择，影响工作状态。

影响生理

脊椎侧弯还会对人体的五脏六腑造成影响，如果脊椎侧弯发生在胸椎，会导致胸腔变形，并影响人体的呼吸系统、内分泌系统和血液循环系统的正常功能。脊椎侧弯常会在凹侧产生骨刺，如果骨刺压迫到脊髓和神经，则会影响相应组织器官的功能。

脊椎侧弯的治疗及预防

脊椎侧弯的治疗

小王今年32岁了，眼看着自己身边的朋友、同事都有了宝宝，而自己却一直单身，心里十分着急。小王的工作能力较强，为人也比较和善，他成为剩男的主要原因就是身高偏矮。小王还记得初中时自己的身高已经172厘米，在班里算是高个子，怎么上完高中、大学以后，自己的身高非但没长，反而缩水了呢？一次偶然的机会，小王来到骨科进行检查，医生发现小王的胸椎侧弯25º，必须立即采取矫正治疗。另外，小王平时还会出现胸闷气短的现象，这说明小王胸椎侧弯程度已经影响到了心肺功能。

脊椎侧弯单从外形上看不一定能确诊，最好进行科学的测量，即观察人呈自然站立时，X光片中显示的脊椎侧弯的角度，一般根据病情程度分为以下三种治疗方法。

☆脊椎侧弯小于15º

一般来说，脊椎侧弯在15º以内不用治疗，只需进行严密观察即可，这是因为大多数脊椎侧弯小于15º的人能将侧弯控制在较为稳定的状态，继续侧弯的发展比较缓慢。如果每年侧弯的程度加重很多，超过5º，则需要积极治疗。

☆脊椎侧弯在25~35º

脊椎侧弯达到25º~35º时，必须及时治疗，可优先考虑非手术治疗方法，包括理疗、体操疗法、石膏、支具等，但最主要和最可靠的方法是支具治疗。首次诊断时，脊椎侧弯为30~40º的人应立即进行支具治疗，以免治疗不及时导致侧弯加重。

☆脊椎侧弯达35º以上

脊椎侧弯35º以上属于重度程度的侧弯，比较危险，可以考虑手术治疗。脊椎矫形手术的矫正率通常可达60%~80%。

温馨小贴士

脊椎侧弯病因复杂、类型多，因此是否需要手术治疗不能仅根据患者的侧弯程度、年龄来判断，必须综合考虑患者的体态、骨龄、畸形程度和特点等因素。

脊椎侧弯的预防

☆端正坐姿

坐着时应保持姿势端正，不要像虾米一样弯腰驼背，或摇摆不定、左倾右倒，这些姿势都不利于脊椎健康，长时间的不良坐姿会诱发脊椎侧弯。如果需要长时间坐着，可以选择带有靠背的椅子，挑选时应注意椅背的角度应小于115º，如果想坐得更舒服一些，可以给腰部加个护腰垫。

☆站、行时要挺胸

站立时不要长时间一条腿站立、另一条腿弯曲，不论是站立还是走路，都要做到昂首挺胸，而不是挺着肚子。

☆负重时要两侧轮换

肩挑重物或手拿重物时，不要总是习惯使用一侧肩部或手臂，避免长期使用一侧造成胸椎侧弯。

☆选对卧具

每天的睡眠时间长达8小时，因此选对卧具对预防脊椎侧弯具有重大意义。建议选择软硬适度的床，尽量不要睡太软的床，也不要铺软床垫，木板床是比较好的选择，铺上薄床垫后可以在腰部塞进拳头为宜。此外，枕头的选择也很重要，不要选择过高过软的枕头，为保持颈椎正常曲度，应选择符合人体颈部工学设计的健康枕头。

更年期上班族需警惕

脊椎侧弯有三个高发时期，分别是青春期、孕产期和更年期。提起更年期，大多数人想到的是女人更年期，其实男人也有更年期，只不过男性的生理变化和外在表现不如女性明显。女性更年期一般从46岁开始，体内雌激素的分泌减少，男性一般从30岁开始雄性激素的分泌减少（50岁左右减少近1/3），当激素减少到一定程度时，就会影响骨质的变化。

一般女性从35～45岁起，男性从55～65岁起，骨骼组织会加速流失，使骨骼中海绵状小孔增多，容易导致骨骼软化，肋间肌萎缩，会加重原来脊椎侧弯的程度。并且由于新陈代谢缓慢，体重会越来越重，也会增加脊椎的负担。上班族不要等进入了更年期再去保护脊椎，平时就应注意预防。

脊椎侧弯日常自我护理

已经出现脊椎侧弯的朋友应注意日常的自我护理，从生活的点滴做起，预防病情加重、缓解不适症状。

日常饮食护理

脊椎侧弯患者应养成良好的饮食习惯，不挑食、不偏食，保证营养全面均衡地摄取，重点补充富含钙、镁、磷、钾、维生素D等有益骨骼健康的食物，预防骨质疏松以免加重脊椎侧弯。

日常保健小动作

☆ 背手后抬：两脚分开与肩同宽，两手背向身后，十指交叉，挺胸拔腰，两臂尽量向上抬，抬到极限处停留2秒，慢慢还原，重复做20次。

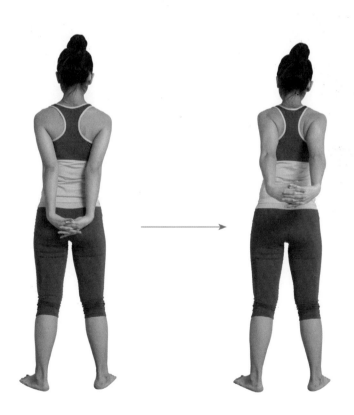

☆ 挺胸转体：两脚分开与肩同宽，两手叉腰，抬头、挺胸、收腹，先将身体向左转，然后向右转，重复30次。

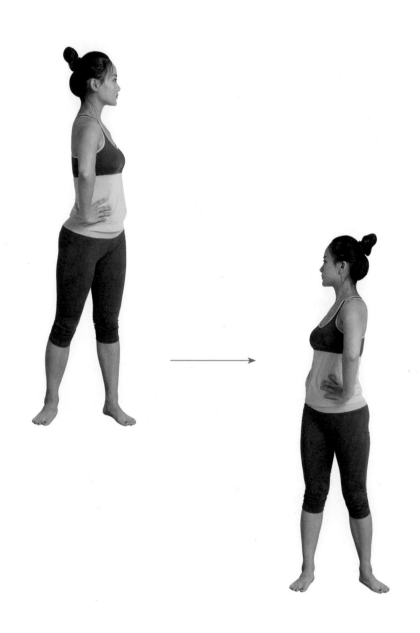

颈椎病

有关颈椎病，你了解多少

什么是颈椎病

颈椎病又称颈椎综合征，是颈椎骨关节炎、增生性颈椎炎、颈神经根综合征、颈椎间盘脱出症的总称，属于一种骨骼的退行性病理改变。随着电子产品的普及，颈椎病近年来有发病年轻化的趋势。

颈椎病的五大类型

☆交感神经型

主要是指颈椎间盘退行性改变的刺激，压迫颈部交感神经纤维，引起一系列反射性症状者。主要表现为，出现视力减退，眼睑无力，自感头晕耳鸣，心悸心慌，血压发生波动，伴有腹痛等胃肠道交感神经兴奋或抑制症状。

☆椎动脉型

主要是指由于椎关节退行性改变的刺激，压迫椎动脉，造成椎基底动脉供血不全者。主要表现为头痛、头昏的症状，并伴有偏头疼、耳鸣、听力下降、记忆力减退、失眠多梦等症状，严重者可发生猝倒，出现短暂的意识障碍，还可伴有颈痛后枕部疼痛及颈部活动受限等症状。

☆脊髓型

主要是指颈椎间盘退行性改变造成脊髓受压和缺血，引起脊髓传导功能障碍者，又分为中央型和周围型两种。中央型的发病是以上肢开始，向下肢发展；周围型的发病是以下肢开始，向上肢发展。这两种类型又可分为轻、中、重三度。主要表现为肢体感觉麻痹，手脚笨拙无力，上肢不能做精细动作，下肢乏力，常见步态不稳，容易发生跌倒，轻度患者影响生活，重者造成瘫痪，常伴有自主神经功能紊乱，排便排尿及性功能障碍。

☆神经根型

主要是指颈椎间盘退行性改变的刺激，压迫脊神经根，引起感觉、运动功能障碍者，又分为急性、慢性两种。主要表现为颈神经根性疼痛，并伴有颈神经根分布区域出现如麻木、疼痛等感觉异常发生，发病初期多表现为颈肩疼痛，后在短期内逐渐加重，并向一侧上肢或双上肢放射传导，颈神经根支配区皮肤感觉减弱或过敏，肌力下降或萎缩，颈部活动受限，棘突及肩胛内上角压痛。

☆颈型

主要是指由颈椎间盘退行性改变引起颈椎局部或反射性地引起枕颈肩部疼痛，颈部活动受限。主要表现为颈部出现酸、痛、胀等不适，脖颈部肌肉紧张，有压痛，一般压痛点处于肌肉关节突、项韧带等部位，多数患者颈部的活动范围并无明显障碍。

引发颈椎病的因素

☆不良生活习惯

不良的生活习惯，如睡的枕头不合适、不良的工作或学习姿势、低头伏案或头颈总是朝向一个方向，长此以往，都容易发生颈椎病。

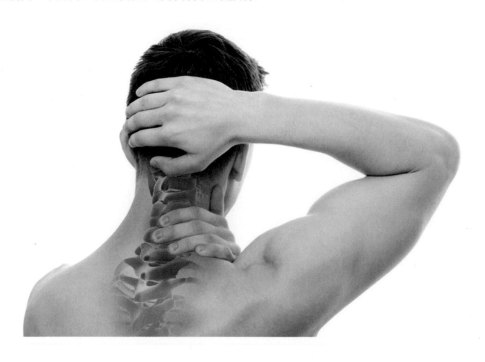

☆年龄因素

随着年龄的增长，颈椎也会发生退化，老化的颈椎会引起椎体周围长出骨刺，使韧带变厚，有的还会出现钙化现象，椎间盘失去水分，出现了变性，且失去弹性，从而加重颈椎病。

☆外伤引发

如果头颈部发生过外伤，也可诱发颈椎病的发生或复发。当头颈部发生意外时，颈椎的活动范围过大，会导致椎间盘、韧带和肌肉发生损伤，从而出现颈椎病。

颈椎病的治疗及预防

颈椎病的治疗

☆药物

可以根据具体病情使用止痛剂、镇静剂、B族维生素片等，对症状的缓解有一定的效果。中草药对颈椎病的治疗意义重大，医生会根据患者属于寒湿阻络型、气血两虚夹淤型、脾肾阳虚夹淤型等辨证施药。

☆颈围

采用颈围的治疗方法可以加固颈肩组织，限制颈部的过度活动，缓解椎间隙内的压力，增加颈部的支撑作用。建议选择柔软、透气、不怕水、不怕出汗、有韧性的材料制作的颈围。

☆牵引

采用牵引的治疗方法可以在家中进行，也可在医院内进行。牵引要求限制头颈部活动，有利于椎间隙内突出物的还纳。

☆按摩

采用按摩的治疗方法，需由专业医生进行，要求操作手法柔和，以免造成更大的头颈部损伤。如按摩风池穴（位于人体项部，在枕骨下，胸锁乳突肌与斜方肌上端之间的凹陷处）、风府穴（位于后颈部，人头部后发际正中直上1寸处，枕外隆突直下，在两侧斜方肌之间的凹陷处），能缓解颈椎病引起的头疼；按摩内关穴（位于前臂掌侧，腕横纹上2寸，掌长肌腱与桡侧腕屈肌腱之间）、外关穴（位于人体前臂背侧，腕背横纹上

2寸，尺骨与桡骨之间），能缓解颈椎病引起的呃逆、恶心、呕吐；按摩天井穴（位于人体的臂外侧，尺骨鹰嘴后上方1寸凹陷处）、曲池穴（位于人体手肘弯曲有横纹的凹陷处），能缓解颈椎病引起的肩周疼痛等。

颈椎病的预防

☆避免不良姿势

不良姿势是形成慢性劳损的主要原因之一，纠正日常生活中的不良姿势，对预防颈椎病的发生十分重要。生活中，应注意端正头、颈、肩、背的姿势，避免偏头耸肩，在谈话或看书时要正面注视，尽量保持脊柱的正直。要尽可能采用既不抬头又不低头的舒适姿势。连续工作1小时后要活动一下头颈部，使颈韧带肌肉得到适当休息。

☆避免过度劳累

在颈椎病的高发人群中，不少是由于工作需要特殊姿势或在强迫体位中工作较长时间，应重视发生慢性劳损或颈椎病的早期症状，及时确诊并尽早彻底治疗颈肩、背软组织劳损，防止其发展为颈椎病。

☆加强颈肩部肌肉的锻炼

不论工作多繁忙，都应劳逸结合，经常做些保健小动作，以达到预防颈椎病的目的。做些头及双上肢的前屈、后伸及旋转运动，这样既有助于缓解疲劳，又能使肌肉的韧度增强，从而有利于颈段脊柱的稳定性，增强颈肩顺应颈部突然变化的能力。

☆选好枕头

避免高枕睡眠的不良习惯，高枕使头部前屈，增大下位颈椎的应力，有加速颈椎退变的可能，枕头过低也不利于颈椎健康。

☆注意做好防寒保暖

秋冬季节是颈椎病的高发期，除了白天在颈部围围巾保暖颈部外，晚上还可以用热水袋在颈部外敷，还可以用中药（如防风、白皮、透骨草、丹参、红花、丁香、肉桂等）煎水外敷颈部，以增加局部血液循环，使损伤组织的血液供应增加，加快代谢物排泄，局部肌肉弹性功能恢复，颈椎间隙相对增大，预防颈椎移位的发生，避免颈椎病症状的出现。当然，如果颈椎病症状已经出现，就应积极到医院专科就诊治疗，避免发生严重的继发病变。

颈椎病日常自我护理

日常饮食调理

颈椎病患者可适当食用枸杞子、菊花，以疏肝柔筋，常吃芝麻、桂圆，以滋阴补肾，饮食应忌辛辣刺激性食物。

颈椎病患者出现视力模糊、流泪，宜多吃富含钙、硒、锌的食物，如豆制品、动物肝、蛋类、鱼类、蘑菇、芦笋、胡萝卜等。

颈椎病伴有高血压者，宜多吃新鲜蔬菜、水果，如豆芽、海带、黑木耳、大蒜、芹菜、红薯、冬瓜、梨、苹果等。

日常保健小动作

☆ 绕脖转颈：两脚分开与肩同宽，右手绕过脖子，放在左侧颈、肩部，左手稍用力抵住右肘，头颈向右后上方尽力转，至极限保持5秒。换另一侧重复。

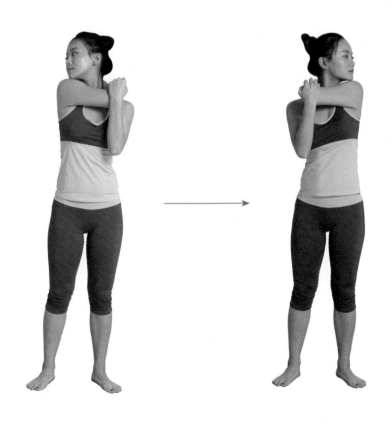

强直性脊柱炎

有关强直性脊柱炎，你了解多少

什么是强直性脊柱炎

强直性脊柱炎属于风湿病范畴，以骶髂关节和脊柱附着点炎症为主要症状，是一种危害性极大的慢性炎症，多发于青少年，由于初期症状不明显，致畸率、致残率极高。

强直性脊柱炎的表现

☆初期表现

强直性脊柱炎初期的表现并不明显，有一些患者会感觉浑身乏力、消瘦贫血等症状。

☆关节变化

很多患者出现骶髂关节炎，感觉腰痛，腰椎的活动受到限制，有明显的压痛感，还会影响颈椎，导致晨僵发生。晨僵即患者早晨醒来后感觉身体僵硬，简单活动后症状得以缓解，但随着病情的加重，晨僵会越来越明显。另外，附着点炎症还会导致足跟、足掌、胫骨大转子、坐骨结节等部位疼痛。

☆系统病变

强直性脊柱炎会影响到身体的很多系统，引发多种疾病，如结膜炎、葡萄膜炎、失明，严重的还会影响心脏的健康，如心肌炎、心绞痛等。

☆骨骼受损

患者晚期时，常伴有严重的骨质疏松症，容易发生骨折或脊椎断裂，导致疼痛加重，压迫神经系统。

强直性脊柱炎的危害

☆下肢瘫痪

　　强直性脊柱炎除会侵袭脊椎外，还会损害四肢的关节，一旦侵犯髋关节，就可能引起下肢活动障碍，严重的还可导致下肢瘫痪。

☆危害脏腑

　　强直性脊柱炎除了危害关节部位外，还会危及人体的脏腑。随着病情的加重，有的患者上肺叶会出现斑点状的纤维化病变，出现咳嗽、气喘、咯血、肺炎等现象。另外，这种疾病对心脏和肾脏也有一定影响，严重的会造成心脏主动脉瓣关闭不全。

☆影响分娩

　　育龄期的女性患强直性脊柱炎后，易影响分娩过程。在发病初期，耻骨联合关节软骨炎性坏死，坏死的骨组织被吸收；患病晚期后，骶髂关节融合、耻骨联合融合，会造成分娩中骨缝无法打开，导致分娩困难。

强直性脊柱炎的治疗及预防

强直性脊柱炎的治疗

　　虽然强直性脊柱炎属于危害极高的慢性病，但只要抓住早期治疗的关键环节，还是有治愈的可能。早期强直性脊柱炎可以通过日常的护理和保健使病情得到缓解，药物、理疗、手术也是治疗的常用方法。

☆早期综合治疗

1. 早发现，早治疗，让患者了解强直性脊柱炎的病因、症状、危害和治疗方法，树立患者治疗疾病的信心，主动配合治疗。
2. 帮助患者戒掉烟酒，消除患病后出现的紧张、焦虑、恐惧等负面情绪，保持积极乐观的态度。

温馨小贴士

　　放松法缓解强直性脊柱炎疼痛。

　　患者疼痛时，可以闭上双眼，深吸一口气，屏息片刻，然后慢慢呼出。呼气时，尽可能地让自己的身体随之放松下来。再接连做几次深呼吸，让自己的脸部、脖子、肩膀、手臂、大腿等部位的肌肉逐渐放松，消除肌肉的紧张感。在放松的过程中，还可以想象一下安静、美妙、愉悦的场景，让自己的注意力从疼痛中转移。

3. 让患者从衣、食、住、行等生活细节方面预防病情加重：保持正确的姿势，参与力所能及的劳动和锻炼，不过劳、不过逸；日常站、坐、行时，做到挺胸收腹，避免脊椎发生弯曲；不睡软床，不枕高枕。

☆药物

治疗强直性脊柱炎的药物主要有非甾体类抗炎药、甲氨蝶呤、肾上腺皮质激素、柳氮磺胺吡啶几大类，患者应根据医嘱服用。

☆理疗

1. 热疗。盆浴、淋浴、温泉浴等热疗可以促进局部血液循环，放松肌肉、减轻疼痛，有益关节活动并保持正常功能，可以有效预防畸形。
2. 按摩。对强直性脊椎炎患者进行按摩可以起到减轻疼痛、预防畸形的作用，捏脊、推背、摇动关节、取穴按摩是常见的几种方法。有助于缓解强直性脊椎炎症状的穴位有：夹脊穴（位于背腰部，当第1胸椎至第5腰椎棘突下两侧，后正中线旁开0.5寸，一侧17个穴位，是华佗所创）、血海穴（位于大腿内侧，髌底内侧端上2寸，在股四头肌内侧头的隆起处）、足三里穴（位于小腿前外侧，在犊鼻下3寸，距胫骨前缘一横指处）、梁丘穴（位于腿前，在髂前上棘与髌底外侧端的连线上，髌底上2寸）、犊鼻穴（位于膝部，在髌骨与髌韧带外侧凹陷中）等。

☆运动

对于各种慢性疾病来说，体育疗法是不可或缺的一环，对强直性脊椎炎患者尤其重要。强直性脊椎炎患者采用体育疗法可以保持脊椎的生理弯曲和胸廓的活动度，防止骨质疏松和肌肉萎缩，预防畸形。患者可以根据个人情况在医生的指导下进行适量运动，运动方式和运动量需遵照医嘱。体育疗法不可操之过急，如果运动后感觉疼痛且持续2小时以上，说明运动量过大，需要调整运动方式、减少运动量。

☆手术

病情严重，已经出现严重的脊椎畸形、驼背时可以考虑手术治疗，腰椎畸形的患者可以进行脊椎截骨术矫正驼背，颈椎严重畸形的患者可以进行CTT1截骨术矫正畸形。

强直性脊椎炎的预防

☆防范风寒、潮湿入侵

强直性脊椎炎的发生与风、寒、湿邪入侵人体有着密切关系，因此日常生活中应尽

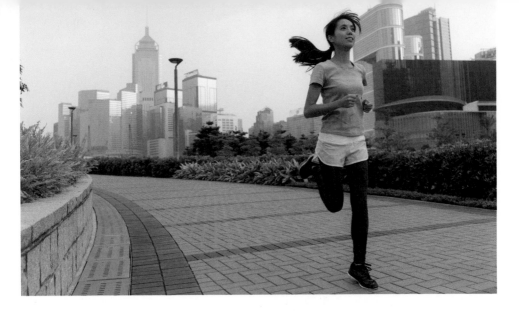

量避免这些外邪的入侵，注意避风、防寒、祛湿。季节变换时应注意添减衣物，做到春捂秋冻，夏季不可贪凉，冬季必须防寒，尤其要注意腰部和背部的保暖，不要在潮湿的居所长期居住，晴天应及时给住处通风。

☆坚持体育锻炼

　　研究表明，强直性脊椎炎的发生与自身免疫力有关，长期坚持体育锻炼可以增强体质，提高机体免疫机能，阻止风、寒、湿等外邪在体内留滞。需要注意的是，体育锻炼贵在坚持，不可三天打鱼两天晒网，但也不能进行超过自身承受能力的锻炼，循序渐进即可。

强直性脊柱炎日常自我护理

日常护理细节

☆科学饮食

　　低糖饮食有助于患者缓解症状，建议适当多吃富含优质蛋白质、钙、维生素的食物，戒烟限酒。此外，胃肠道及泌尿道的感染常诱发脊椎炎，因此患者应多喝开水，多吃富含膳食纤维的蔬菜、水果和粗粮。

☆保持乐观心态

　　情绪悲观会极大影响治疗效果，患者应克服急躁、焦虑、恐惧等负面情绪，积极配合治疗，坚定战胜疾病的信心。

☆ 直腿高抬：仰卧在垫子上，双手放在身体两侧，上半身保持不动，两腿伸直、向上缓
　缓抬起，至两腿与上半身成90°，再缓缓放下，重复15次。

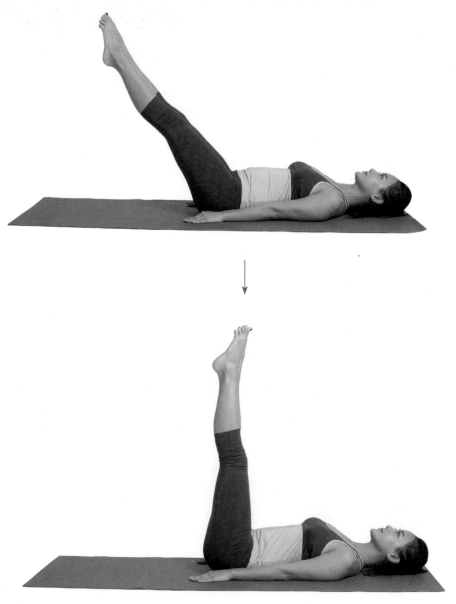

腰椎间盘突出

关于腰椎间盘突出，你了解多少

什么是腰椎间盘突出

腰椎间盘出现不同程度的退行性改变后，受外力作用导致椎间盘的纤维环破裂，髓核组织从破裂处突出，刺激或压迫相邻神经、脊髓，从而产生腰部疼痛、一侧下肢或双下肢麻木疼痛等一系列临床症状，这就是腰椎间盘突出症。腰椎间盘突出症是一种常见的脊椎疾病，属于不可逆的腰部损伤之一。

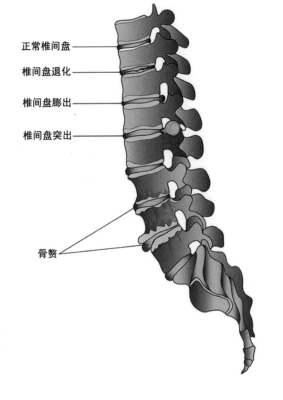

正常椎间盘

椎间盘退化

椎间盘膨出

椎间盘突出

骨赘

腰椎间盘突出的表现

☆腰背疼痛

腰背痛是腰间盘突出的典型症状，也是早期症状。一般为钝痛、刺痛或放射性疼痛，平躺时疼痛感减轻，但站立或过劳后疼痛感加剧。

☆间歇性跛行

髓核突出的情况可继发腰椎管狭窄，对于伴有先天性发育性椎管狭窄，脱出的髓核会加重狭窄程度，从而诱发间歇性跛行。

☆下肢放射性痛

轻者可表现为从腰部至小腿后侧出现放射性的刺痛或麻木感，直至脚底；重者可由腰部至脚底出现电击般剧痛，且伴有麻木感。

☆感觉麻木

感觉麻木可与下肢疼痛同时出现，也可单独出现，主要是椎间盘组织压迫脊神经根内的本体感觉和触觉纤维引起的。大腿外侧是常见的麻木区域，长时间站立可加重麻木感。

☆肌肉瘫痪

腰椎间盘突出部位压迫神经根时间较长者，可造成神经根缺血、缺氧出现神经麻痹、肌肉瘫痪。

☆脊柱侧凸

腰椎间盘突出患者会代偿性地选择脊柱侧弯使神经根松弛，减轻疼痛，如果突出物在神经根外侧，脊椎则凸向患侧；如果突出物在神经根内侧，脊椎则凸向健侧。

腰椎间盘突出的危害

温馨小贴士

椎间盘是如何形成的。

腰椎间盘的中间是髓核，髓核的主要成分是黏多糖，这是一种流动的黏弹物质，能随外界压力的变化而改变其位置和形状。髓核周围由纤维环层层包裹，髓核及周围的纤维环是支撑人体重量和活动的重要基石。髓核的体积是固定的，当身体的重量过大时，就会向周围挤压髓核，纤维环会随之绷紧。纤维环承受的压力过大发生破裂后，髓核就会从椎间盘脱出。尤其是长期从事体力劳动或坐办公室的白领，由于腰椎负担过重，更容易出现这种情况。

☆后关节退变与骨质增生

病史较长的患者可能会并发后关节退变和骨质增生，一方面腰椎间盘突出和退变会导致椎间隙狭窄、椎间盘变松，而另一方面，上关节突的骨质增生又会进一步加剧椎间孔狭窄，从而增加了神经根受到压迫的可能。

☆退行性腰椎管狭窄

腰椎间盘突出会导致椎间隙狭窄、纤维环松弛后突、韧带肥厚、骨质增生等，都可能诱发继发性椎管狭窄。

☆退行性腰椎滑脱症

腰椎的椎间盘后关节发生退变，会使腰椎不稳，腰椎不稳和关节炎又可引发腰椎滑脱症。

☆形成腰椎骨赘

骨赘多发生在退变的椎间盘的相邻边缘，有些骨赘还可压迫神经根，加重病情。

腰椎间盘突出的治疗及预防

腰椎间盘突出的治疗

☆非手术疗法

牵引

腰椎间盘突出症患者可以采用骨盆牵引疗法，通过牵引增加椎间隙宽度、减少椎间盘内压，促使椎间盘突出部分回纳，减轻对神经、脊髓的刺激和压迫。需要注意的是，牵引必须在专业医生指导下进行。

理疗

中医认为，腰为阳，患有腰椎间盘突出症者可以通过按摩督脉和膀胱经减轻椎间盘内压力，缓解肌肉痉挛等症状，其中夹脊穴、腰阳关穴（位于第4腰椎棘突下凹陷中）、后溪穴（微握拳，第5指掌关节后尺侧的近端掌横纹头赤白肉际）、肾俞穴（第2腰椎棘突旁开1.5寸处）、大肠俞穴（位于腰部，当第4腰椎棘突下，旁开1.5寸）、腰俞穴（位于腰部，臀沟分开处）是按摩的重点。不过，按摩要掌握好力度，最好由专业人员按摩。

卧床休息

腰椎间盘突出初次发作时，应严格卧床休息，即使大、小便也不能下床或坐起。卧床休息3周后，可以佩戴腰围保护下起床活动，坚持3个月内不做弯腰、不拿重物。症状缓解后，必须加强腰背肌锻炼，减少复发的几率。

☆手术治疗

需要进行手术的人群有：影像学检查显示有椎管狭窄现象的患者；出现马尾神经受压症状的患者；初次发作但疼痛难忍，行动困难、难以入睡的患者；病史超过6个月，非手术疗法无效或经常复发疼痛的患者；出现单根神经根麻痹，并且伴有肌肉萎缩的患者。

冰冻三尺非一日之寒！腰椎间盘突出症是在退行性病变基础上积累伤害所致，想要预防腰椎间盘突出，重点在于减少或阻止对腰部的积累伤害。如：不要睡太软的床；调整办公桌椅的高度，工作1小时后起身活动10分钟；需要提重物时不要弯腰直接提起，应先蹲下拿到重物，然后慢慢起身；注意腰腿部的保暖，避免受凉；加强腰背肌的锻炼，增强脊椎稳定性；注意姿势，站如松、坐如钟，立、坐、行都应保持挺胸。

腰椎间盘突出的日常自我护理

日常护理细节

☆饮食护理

腰椎间盘突出患者因疼痛、发热会消耗较多热量，而疼痛又使患者没有食欲，可以采取少食多餐的方式，并适当多吃富含优质蛋白质、维生素、矿物质及膳食纤维的食物，在帮助患者补充营养的同时，保持大便通畅。

☆体位护理

患者在翻身时，动作应轻柔，必要时戴上腰围，使腰部固定。翻身时，护理者要用手扶住患者的肩胛部和髋部同时翻动，背部可用软枕顶住。

温馨小贴士

患了马尾综合征以后，及时进行手术治疗虽然能减轻椎体对神经的压迫，避免造成神经永久性损伤，但对于永久性神经的损伤是不可逆的，手术只能尽量改善生活质量。

☆康复期指导

患者在激素停用1周情况正常后，开始进行腰背肌恢复训练，在腰围保护下适当下床活动，当受累的椎间盘间隙融合后，可进行正常的活动。但要注意，患者在6个月内不宜负重弯腰，进行体力活动。

日常保健小动作

☆ 搓腰：将两手分别放于同侧腰部，隔着薄衣或去掉衣物，从上向下用力反复搓腰15次，感觉腰部发热即可。经常搓腰可以促进腰部血液循环，舒缓肌肉劳损，减少腰部赘肉，缓解腰部疼痛。

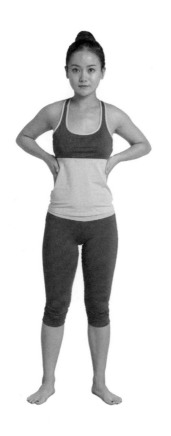

温馨小贴士

教你制作腰枕。

将伸筋草、桂枝、川芎、青风藤各150克，捣碎，装入腰枕。伸筋草有祛风散寒、除湿消肿、舒筋活血的功效；桂枝有通阳散寒、解表和营、通淤活血的功效；川芎可活血行气、祛风止痛；青风藤可通络、止痛、祛风湿。四种中药搭配，可起到促进腰部血液循环、减缓疼痛的作用。

腰椎滑脱症

关于腰椎滑脱症，你了解多少

什么是腰椎滑脱症

　　由于结构特殊，腰椎峡部容易发生崩裂，崩裂后椎弓分为两部分，上部因失去限制而向前移位，称为腰椎滑脱症，第4、第5腰椎最易出现滑脱。腰椎滑脱症导致患者腰部、腰骶部、臀部疼痛，伴有沉重麻木，过度运动或劳累时加重，充分休息后，症状减轻或消失。腰椎滑脱症更青睐女性，患病男女比为1:5。

腰椎滑脱症的分类

☆真性滑脱

　　真性滑脱是脊椎小关节双侧峡部崩裂，椎体失去控制，造成椎体前移。真性滑脱多是由运动损伤、摔伤、先天性或不明原因导致的腰部峡部断裂。峡部是椎体后的四个小关节之间的连接板，峡部断裂后，上面的椎体就会失去控制，向前滑动。

☆假性滑脱

　　假性滑脱的脊椎小关节没有峡部裂，椎体出现前移。假性滑脱是由于年龄的增长、长时间且持续的腰椎功能不稳定，使小关节发生退行性改变、关节变形、椎间盘退化，使椎骨之间的连接变得松弛、不稳定，而逐渐导致腰椎滑脱。临床上多见于50岁以后的人群，且女性患病的比例高于男性，多发生在第4、第5腰椎。

马尾综合征

　　腰椎有一个正常的生理曲度，这个生理曲度会使腰椎的第4和第5腰椎产生一个自然

> **温馨小贴士**
>
> 　　真性滑脱最好选择手术治疗，能及早制止椎体压迫马尾神经丛，避免病情加重。轻度的真性滑脱，也可在医生的诊断下，进行脊椎矫正治疗。假性滑脱在没有骨折的情况下，一般不需要进行手术，若病情较严重时，也可考虑手术治疗。

弯曲的角度，当连接这两个椎体的骨头断裂后，就有可能失去控制，沿倾斜角向下滑。而腰椎这个部位的神经是一根根呈束状的，就像马的尾巴，故称为"马尾神经丛"。当椎骨滑脱压迫到马尾神经丛时，就会引起大小便失禁、下肢瘫痪、卧床不起等一系列症状的"马尾综合征"，对人体的健康和生活危害较大。

腰椎滑脱症的治疗及预防

腰椎滑脱症的治疗

☆非手术治疗

并不是每个脊椎滑脱症患者都需要手术治疗，有相当一部分峡部崩裂及Ⅰ度腰椎滑脱患者并无症状，不需要手术治疗，通过保守治疗就能缓解疼痛、保护腰椎。

1. 短期卧床休息，避免腰部过多活动，床的选择应软硬适度，过软的床不利于腰椎健康。
2. 避免剧烈活动，尽量不要搬重物，尤其不要弯腰提物。
3. 加强腰背肌及腹肌的锻炼，增强脊椎的稳定性。
4. 按摩腰部，用力适度，不要过猛，以免对腰椎产生过大压力。
5. 病情较重的患者可以在医生的指导下佩戴支具。
6. 疼痛比较严重时，可以遵照医嘱服用非甾类消炎止痛药。

☆手术治疗

如果腰椎滑脱症患者持续腰痛，或非手术治疗无效，经常反复发作，那么就需要进行手术治疗，青少年、中年人均可进行手术治疗，伴有腰椎间盘突出的患者可同时将突出的椎间盘髓核摘除。

腰椎滑脱症的预防

☆减肥

体重超标极大增加了腰椎的负担，尤其是腹部脂肪堆积较多时，增加了腰椎在骶骨上向前滑脱的趋势。减肥没有捷径可走，节食加运动是跟肥肉说拜拜的最好方法，想要变苗条，必须"管住嘴、迈开腿"。

☆坚持运动锻炼

"生命在于运动"，想要远离腰椎脱滑，必须动起来，尤其要加强腰背肌肉的锻炼，比如仰卧起坐、仰卧蹬车等。

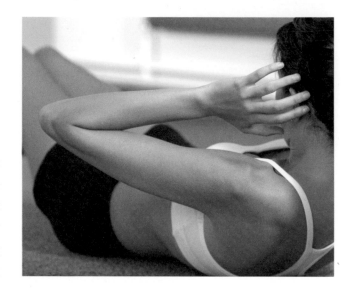

☆少做危险动作

过度旋转腰部、弯腰提重物、急速蹲起等动作会加重腰部负担、增加腰椎小关节劳损和退变，增加腰椎滑脱的几率，因此生活中应有意识地避免这些动作。

腰椎滑脱症日常自我护理

日常护理细节

☆饮食护理

坚持科学的饮食习惯，营养均衡、种类多样，不暴饮暴食、不吃垃圾食品，适当多吃富含膳食纤维的食物，避免体重超标，且适当多吃有益骨骼健康的食物，增强腰椎的抵抗力。

☆腰部护理

遇到寒冷天气时，要及时添加衣物，做好腰部保暖。患者在康复期内可佩戴护腰，能固定腰椎，要避免剧烈体力劳动和锻炼，不能弯腰，不能肩挑手提重物，锻炼时不能过度扭腰，做家务的时间不宜过长。另外，不坐矮凳子，尤其不要坐在矮凳子上做家务。

☆ 俯卧抬腿：俯卧在垫子上，将右腿伸直后抬起，坚持5秒钟后放下，再抬起左腿保持5
秒钟，两腿交替进行。

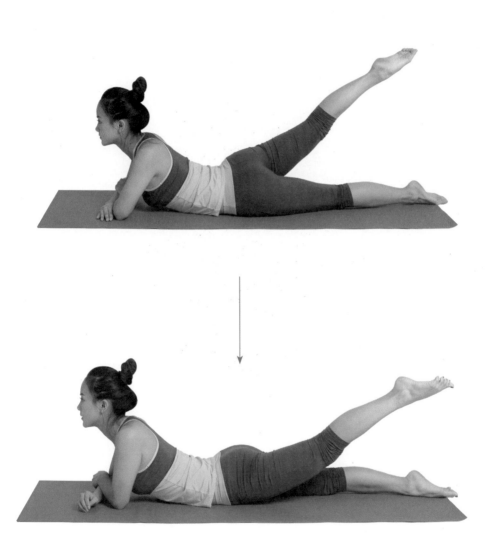

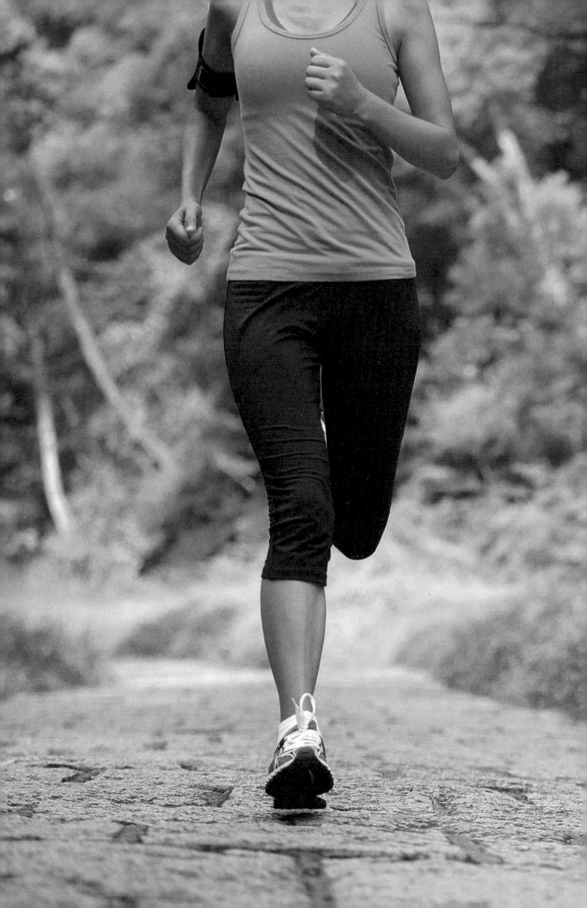